新訂増補

児童精神科の入院治療

抱えること，育てること

山崎 透

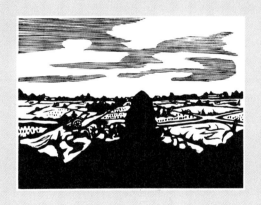

金剛出版

新訂増補版　まえがき

　拙著を執筆してから，はや8年の歳月が流れた。この間，児童精神科の入院治療に携わる者にとっては，とても大きな出来事があった。本文にも記載したが，平成24年4月の診療報酬改定において，日本児童青年精神医学会が長年に亘って要望してきた，特定入院料である「児童・思春期精神科入院医療管理料」が新設されたのである。当時，筆者は，同学会の「医療経済に関する委員会」の担当理事として，委員長の松田文雄先生と共に診療報酬の改定に取り組んでいた。特定入院料の新設が決まった時には，恩師で，当時，同学会の理事長を務めておられた齊藤万比古先生（先生も，同学会で長年に亘って診療報酬改定に取り組んでこられた），松田先生，筆者の3人で，「これで児童精神科病棟が世の中に認知される土台ができた」と祝杯をあげた。そしてその後，少しずつ児童精神科病棟が新設されるようになってきたことは，喜ばしい限りである。但し，これからは，それぞれの医療機関の治療の質が問われる時代になった，ということでもある。

　再版にあたっては，上述のように，児童精神科医療を取り巻く状況が変わったことに加えて，改めて読み返して己の文章の稚拙さを痛感したこと，静岡県立こども病院での勤務も長くなり，当院での取り組みや，院内外で講義・講演した内容を盛り込むという観点から，全ての章を加筆・修正することとした。臨床仲間からは，「入院治療の各論を書くように」と要請され

ることもあるが，それは筆者の力量を超えることであり，「第7章　子どもの神経性無食欲症の入院治療と看護」を加えたことで，お許しいただこうと考えた次第である。

　静岡県立こども病院こころの診療センターの仲間たちに，本書を捧げる。

2018年　初夏

　　　　　　　　　　　　　　　　　　　　　　　　　山崎　　透

初版　まえがき

　児童精神科の入院治療というのは，症状や行動上の問題が深刻化して，家庭や学校，地域社会の中で行き詰まった子どもたちを「抱える」ことから始まる。そして，症状や問題行動を改善させる，すなわち「治療する」ことに加えて，子どもたちを「育てる」ことも同時におこなえる場でなくてはならない。

　本書は，約20年間，児童精神科の入院治療に携わってきた，筆者の臨床経験に基づく「覚え書」，あるいは「実践報告書」のようなものである。子どもを抱え，育てることのできる病棟にしていくためにはどうすればよいか，ということについて，日々の臨床の中で学んできたことや，二度に亘る児童精神科病棟の立ち上げと運営を経験する中で考えてきたことを文章にしたものである。

　執筆にあたっては，児童精神科医に限らず，看護師，心理士，精神保健福祉士など，子どもの入院治療に携わるさまざまな職種の方々が，日々の臨床で困った時に，少しでも役立つような内容となるように心掛けたつもりである。そして，情緒障害児短期治療施設や児童養護施設など，子どもに24時間寄り添い，支援している方々にも，共有していただける内容を盛り込むことも意識して書かせていただいた。

　また，本書には，具体的なイメージを共有しやすいように，「ミニ事例」を掲載している。これらの事例は，これまで筆者

が主治医や病棟医としてかかわってきた多くの子どもたちやご家族の一部分を，修正し，かつ組み合わせて１つの事例として記載したものである。そういう意味では，掲載されている事例は「架空の事例」であることをお断りしておく。

　最後に，本書の執筆にあたり，多くの方々にお礼の言葉を述べさせていただきたい。まず，国立国際医療研究センター国府台病院精神科部門診療部長の齊藤万比古先生に深謝したい。齊藤先生には，児童精神科臨床の右も左もわからず危なっかしい治療をしている筆者を，温かく見守り，育てていただいた。また，本書の内容の多くは齊藤先生から学んだことであり，今となっては，どれが先生から学び，どれが筆者の考えなのかもわからなくなるほど筆者の中では一体となっている。こうした内容にもかかわらず，本書の出版も快諾していただいた。また，他県への研修というわがままを許してくださった山形大学医学部精神医学教室の十束支朗教授（当時），どこの馬の骨ともわからないレジデントを常勤医として「抱えて」いただき，精神科医としての矜持を教えていただいた国府台病院第一診療部長（当時，後に院長）清水順三郎先生をはじめ，児童精神科医として「子ども」だった筆者を育ててくださった国府台病院のさまざまな職種の方々，静岡で児童精神科部門を一緒に立ち上げ，運営してきた仲間たちにも感謝したい。そして，何よりも，この頼りない治療者と付き合い，さまざまなことを教えてくれた（今も教えてくれている），たくさんの子どもたちやご家族に，この場を借りてこころから感謝の意を表したい。

● 目　　次 ●

新訂増補版　まえがき　3　　　初版　まえがき　5

第1章　入院治療の理念と治療構造　11

1. 児童精神科の入院治療とは　13
2. 入院治療の対象　18
3. 入院の適応と治療の目標　22
4. 治療環境　24
5. 面会と外泊　46
6. 治療技法　49
7. 学校教育の役割　51

第2章　入院治療の経過と支援　55

1. 外来　57
2. 導入期　65
3. 作業期　74
4. 終結期　75
5. 進路選択をめぐって　77

第3章　治療スタッフ　83

1. 治療スタッフに求められる役割と基本姿勢　85
2. 治療スタッフが体験すること　88
3. 看護体制をめぐって　91
4. 多職種によるチーム医療が機能するために　94
5. 治療スタッフの分裂　101

第4章　保護者の支援　111

1. 入院をめぐる保護者の感情　113
2. 保護者支援の基本的な姿勢　114
3. 保護者との間で起こる問題　117
4. 家族会　122

第5章　入院治療／看護の要点　129

1. 子どもと治療的にかかわるための基本的な心構え　131
2. 場面ごとの対応の要点　145
3. 直面化と行動制限　155
4. 主治医として治療に行き詰まった時には　160

第6章　病棟医として心掛けておきたいこと　163

1. 児童精神科の入院治療という「文化」が根付く努力をしていく　165
2. 児童精神科病棟が存続するための努力を怠らない　172
3. 児童精神科病棟が一定の「治療力」を維持していくためにさまざまな工夫をおこなう　176

第7章　子どもの神経性無食欲症の入院治療と看護　185

1. はじめに　187
2. 診たてについて　187
3. 治療について　190
4. 入院に至るパターン　195
5. 外来での入院治療への導入と説明　195
6. 入院経過の主なパターン　197
7. 導入期の治療・看護の要点　199
8. 経鼻栄養を開始する時　204
9. 経鼻栄養終了後の治療・看護の要点　209
10. 仕上げの時期の治療・看護の要点　211
11. 再び外来治療へ　212

付録　213　　新訂増補版　あとがき　233　　初版　あとがき　234
参考図書および文献　236

(新訂増補)
児童精神科の入院治療
抱えること，育てること

第1章

入院治療の理念と治療構造

1. 児童精神科の入院治療とは

1) 児童精神科専用病棟で臨床を実践する意義

　「子どものこころ専門医機構」が発足し，現在専門医の認定が順調に進んでいる。専門医が身につけるべき知識やスキルは多岐に亘るが，筆者は，これから専門医を志す先生方には，精神科・小児科を問わず，児童精神科専用の病棟での臨床を一定期間（可能なら3年間，少なくとも2年間）経験していただきたいと常々考えている。

　児童精神科専用に仕立てられた病棟で，子どもたちといわば「24時間365日」付き合う臨床は，単に重症例の治療経験に留まらず，治療環境をいかに整えるか，病棟生活という「今，ここで」起きている問題に対していかに治療的な介入をしていくか，子どもの集団力動を理解しいかに適切な介入ができるか，病棟全体の「治療力」を維持するために，多職種と協働しながら病棟をいかに運営していくかなど，実に学ぶべきことが多い。こうしたことを，一般精神科病棟や小児科病棟での治療経験の中で学ぶことは難しい。ここで，児童精神科病棟の特徴を，一般精神科病棟や小児科病棟と比較した表をご覧いただきたい（表1-1）。この表を見ていただくと分かるように，他の形態の病棟を活用することは，必ずしもデメリットばかりではない。しかしその一方で，専用病棟を利用できることのメリットの方がはるかに大きいことは明らかである。なお，筆者は，児童精神科病棟を立ち上げる前に，一般精神科病棟に子どもを入院させていた経験はあるが，小児科病棟での勤務経験はない。したがって，小児科病棟の項目に関しては，日頃交流のある，子どものこころの診療を実践している小児科医の先生方のご意見も参考にして作成した。いくつかの項目に「？」がついているのはそのためである。

　なお，児童精神科病棟での臨床を一定期間研修することで，獲得できる（＝身につけるべき）スキルについて，付録1に列記した。

表 1-1. 一般精神科および一般小児科病棟と比較した児童精神科病棟の特徴

	一般精神科病棟	小児科病棟	児童精神科病棟
病棟の構造	成人患者仕様のため，子どもには使いにくい構造（カウンターが高いなど）や，望ましくないもの（喫煙所など）が設置されている	身体疾患の患者仕様のため，子どもが触ると危険な機器があり，「体が元気な」子どもが利用できる空間・備品が少ない	児童精神科患者用の治療環境に設定できる（子ども仕様の構造で，「体が元気な」子ども仕様の空間や備品が整備可能）
対象患者	成人の患者が主体 ・成人患者への恐れ ・本人・親の抵抗感 ・悪いこと（喫煙など）を学習 ・子どもの言動は成人患者にもストレス	身体疾患患者が主体 ・身体疾患患者への気遣いや不安を抱きやすい？ ・看護師との関わりを遠慮しがち？	児童精神科患者のみ ・他患者との相互作用も治療の重要な要素として利用できる
	＊同年代との交流が病状に影響する一部の児童患者には治療的となる	＊著しいるい痩や身体合併症など，身体治療と精神医学的治療を並行して行う必要がある子ども，「精神科」に抵抗がある子どもや保護者にとっては治療的？	＊一部の統合失調症患者など，他の子どもの言動が刺激となり病状に悪影響となる場合もある
治療プログラム	個別のプログラムに限定せざるをえないことが多い	個別のプログラムに限定せざるをえないことが多い？	個別のプログラムに加えて，集団のプログラムも設定できる
院内教育	教育の保証がしにくい	身体疾患の子どもと一緒のため，運動や校外学習など，教育内容が制限されることもある？	精神科患者専用の多彩なプログラムが可能である ・教科学習（体育含む） ・校外学習 ・修学旅行 ・進路指導（中3） ・その他
医師・看護師	成人と子どもで対応（言葉遣いや関わり方，距離感など）の使い分けが大変	身体疾患と精神疾患の使い分け（治療・看護内容など）が大変？	シンプル。但し，仕事は楽なわけではない！
精神保健福祉士・心理士	医療機関によってさまざま	医療機関によってさまざま	診療報酬上常勤各1名が専従で配置（義務）
入院日数	診療報酬上の縛りがある病棟では，入院日数を気にしながらの治療にならざるをえない	診療報酬上の縛りが最も厳しく，入院日数を気にしながらの治療にならざるをえない	現時点では，診療報酬上の縛りがないため，必要な患者はじっくり治療できる（但し，未来永劫ではないので効率的な入院を設定することは必要）

2）外来治療と入院治療の相違点

　児童精神科臨床における治療や援助が，外来での診療を原則としていることは，成人の臨床と何ら変わることはない。むしろ，保護者とともに生活するのが自然なこの年代においては，可能な限り，外来での治療の中で症状や問題が改善していくよう心掛けるべきである。しかし，外来での治療や援助ではなかなか症状や問題行動が改善せず，入院治療に導入せざるをえない症例も，少なからず存在する。また，後述するように，児童虐待など，家庭の養育機能に問題があり，家庭から分離した治療が必要な症例も少なくない。

　では入院治療は，外来の治療と何がどう違うのであろうか。

　外来治療が「限られた時間の中で」，「非日常的な診察室という場で」，「単独の治療者として（あるいは少人数のスタッフが）」治療をおこなう構造とするならば，入院治療は「24時間」，「病棟や教育施設という日常生活の場を提供して」，「さまざまな職種のスタッフがチームとして」，治療をおこなう構造ということになろうか。

　外来での治療は，診察室という非日常的な場面で見立てをおこない（もちろん家族合同面接や学校訪問などにより，日常生活を観察することはある程度可能だが，物理的に限界がある），精神療法や薬物療法などの個人を主体とした治療（ケースによっては集団療法に導入することもある）をおこなう。しかし，子どもの日常生活は，治療スタッフの「手の届かない場所」に存在するため，直接的に介入するのは難しい。これに対し入院治療では，子どもたちといわば24時間付き合う中で，精神病理や行動特性を評価し，精神療法・薬物療法・集団療法などの構造化された治療をおこなう。さらに，日常生活が「病棟」という治療スタッフの「手の届く場所」に存在するため，日々の生活の中で起きるさまざまな問題に対して直接的に介入できる，という違いがある。

　入院治療の物理的空間は，病棟，教育施設，院内の各施設，さらには近隣の公園やお店も含めて多岐にわたる。また，治療に関与する人も，医師，看護師，精神保健福祉士，心理士，作業療法士，保育士，教師などさまざまな職種のスタッフ，入院している他の子どもたち，清掃スタッフなどの治療に

は直接関係のない職員なども含め，多様である。このように，治療の「アイテム」がきわめて豊富であることも外来治療とは大きく異なる点である。

3）入院治療の理念

児童精神科の入院治療とは何か，児童精神科病棟とは何をするところなのか，と問われたとしたら，どう定義すればよいだろうか。筆者は「学校で，家庭で，地域社会で行き詰まった（≒生きていけなくなった）子どもたちを，一定期間引き受け（≒抱え），症状や問題行動を改善し（治療し），それぞれ

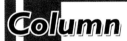

得られる経験は、外来診療の非日常的な場と限られた時間の中で、適切に子どもを見立てていくための技量の向上に寄与すると同時に、いい意味で外来診療の限界を知ることに役立つのである。これは筆者の力量の問題も多分にあると思うが、入院してみたら外来でイメージしていた子どもとは全然違っていた、ということを現在でもしばしば経験する。

また、病棟という日常生活の場で、子どもと直接やり取りする経験を重ねることで、外来診療における親ガイダンスのスキルも向上する。例えば、外来診療の中で、強迫性障害の子どもに巻き込まれている保護者との面接を考えてみる。自分が日常的に強迫症状に巻き込まれたことのない外来担当の医師と、入院治療の中で主治医として症状に巻き込まれ、試行錯誤しながら治療的に対応した体験を積み重ねた医師の面接を比べれば、保護者の苦悩を汲むときの言葉の重みや、適切な対応のバリエーションに、その差が生じることは想像に難くないであろう。

こうしたことから、精神科・小児科の診療科を問わず、子どものこころの診療の専門医を目指す方々には、児童精神科専門病棟での臨床を是非経験してほしいと思う。

の課題に取り組むことで心理的成長を促し（≒育て），再び外の世界（家庭も含めて）で生きていけるように支援する保護的・支持的な場を提供することである」と答えることにしている。もちろん，それぞれの疾患や状態像によって，治療の目標などは当然異なってくるわけであるが，突き詰めていけば，そういうことになっていくのではないかと考えている。

　もう1つ，筆者が重要だと考えているのは，「児童精神科の病棟は，『治療の場』であると同時に，『子どもを育てる場』としても機能しなければならない」ということである。入院してくる子どもたちは，それが短期間の入院

入院治療の経験は，外来診療のスキルの向上に寄与する

　筆者自身が実感していることであるが，入院治療の経験を積み重ねることで，外来診療のスキルも向上していくように思える。それにはいくつか理由がある。

　まず，外来では，代診など特殊な機会を除けば，自分が主治医である子ども以外の患者の見立てや治療に関与することはめったにない。したがって，カンファレンスなどでディスカッションをする場合，指導医は若手の医師の所見を元にコメントする，ということになる。一方，入院治療では，病棟で自然に交流したり，さまざまな活動を共にしたり，当直時には主治医を「代行」したりするため，主治医以外の医師が子どもとじっくり付き合うことも多い。つまり，子ども（さらには親の）の「顔」が見える」ので，主治医が，指導医から見立てや治療の方向性などについてのアドバイスを受けやすいし，ケースカンファレンスにおいても，ディスカッションが的外れになるリスクが少なく，得るところが大きいと思われる。また，デイルームなどで先輩の医師がどのように子どもたちと接しているか，家族会などで保護者にどのようなコメントをしているのか，など，直に「観察」して学ぶことができる。

　次に，外来での見立て（症状や診断ばかりではなくその子どもの特性や親子関係も含めて）と，入院後の再評価を突き合わせることによって，外来診療のあり方を見直すことに役立てることができる，という点がある。言いかえれば，入院治療の中で

であっても，今まさに「育っている」真最中であり，「リハビリテーション（re-habilitation）」というよりも「ハビリテーション（habilitation）」の視点が必要なことが多い。したがって治療スタッフは，「子どもを育てる」という視点に立って，病棟の治療的環境を整え，維持していく努力をしていかなければならない。

いずれにしても，親元を離れて，さまざまな不安を抱えて入院して来た子どもたちが，それぞれの課題に取り組み，心理的成長を果たしていけるような，場と時間と人間関係をいかに提供できるかということがもっとも大切なことと言える。治療に関与する我々スタッフには，常にそのことが問われているのである。

2. 入院治療の対象

1) 年齢

どの年代からどの年代までの子どもたちを，1つの病棟で引き受けるのが適当か，ということについてはさまざまな議論がある。筆者が勤務した児童精神科病棟は，いずれも義務教育年代の子どもたち，すなわち小中学生を主な対象とする病棟であり，幼児や高校生年代の青年が入院することは稀であった。筆者の印象では，高校生年代の青年たちが入院してくると，中学生年代以下の子ども，特に小学生年代の子どもたちは，青年たちの症状や行動の激しさなどの「迫力」に萎縮してしまうことが多い。また，喫煙や飲酒，性的逸脱行動などの問題行動を「学習」してしまうことも少なくない。その結果，次第に小学生（場合によっては中学生も）が入院しづらい病棟になってしまう可能性が高いと考えられる。一方，青年たちにとって，衝動コントロールが未熟な反応性愛着障害や発達障害の小学生たちの「騒がしさ」に，「ゆっくり休めない」と感じることも多いようである。

こうしたことから，筆者は，児童精神科病棟は，中学生年代以下の義務教育年代を対象とするのが妥当であると考えている。また，年齢を「義務教育年代以下」と制限することで，子どもたちが中3の終わりの時期を迎えた時に，今後の生活をどうしていくか，大げさに言えば，病棟を出た後でどう生きていくべきかという問題に直面しやすい構造となる，という利点もある。筆者の経験では，自分たちの課題になかなか直面できなかった子どもや保護者が，入院の「タイムリミット」が迫ることで，それぞれの課題に取り組み，3月にはとりあえず思春期の「まとめ」をして退院していくケースを多々経験している。そういった意味でも，思春期から青年期に移行するこの時期に，年齢のリミットを設定することには治療的な意義があると考えられる。もちろん，中学卒業間際になって入院してきた神経性無食欲症の子どもや，なかなか病状が安定しない統合失調症の子どもなど，ケースによっては中学卒業後も入院を継続しなければならないケースもある。こうした場合には，児童精神科病棟で入院治療を継続するか，成人の病棟へ転棟して次のステップへ移行するか，「その子どもにとってどちらがより治療的か」という観点から治療の方向性を検討していくことになる。

　このように，単一の病棟であれば義務教育年代以下を対象とするのが妥当と考えているが，理想をいえば，次の年代である青年期を中心とした病棟も有していると，治療の幅がさらに広がる。「小・中学生年代の病棟」と「中・高校生年代の病棟」といった具合に，中学生を病態に応じて使い分けることにより，より効果的な治療空間を作りだすことができる。

2）疾患

　子どもの入院治療の対象となる主な疾患を表1-2に示す。原則的には，すべての子どもの精神障害が対象となりうる。しかし，閉鎖病棟か開放病棟か，隔離室などの設備があるか，看護スタッフの男女比がどうか，成人の精神科病棟や小児科などの身体診療科が併設されているかなど，それぞれの医療機関の特性によって引き受けられる疾患や状態像は変わってくるであろう。全

表 1-2　入院治療の主な対象となる疾患

1）統合失調症
2）気分障害
3）神経症的障害（強迫性障害，など）
4）ストレス関連障害（虐待などのトラウマのため，解離等の精神症状が出現している）
5）適応障害（家庭内暴力，自傷，ひきこもりの長期化等の問題行動が出現している）
6）身体表現性障害
7）摂食障害
8）発達障害圏（二次障害が出現している）

国児童青年精神科医療施設協議会（以下全児協と略す）に加盟している3病院の新入院分布（ICD分類主診断）を図1-1に示す。精神科病院の閉鎖病棟であるA病院では，自閉症スペクトラム障害がほとんどを占めるF8が全体の68％を占めている。これに対して，同じ精神科病院でも開放病棟として運営しているB病院になると，F8の比率は28％と減少なく，F4が37％と最も多いという分布になっている。さらに小児病院で閉鎖・開放ユニットの両方を有するC病院（静岡県立こども病院，以下当院）では，F4が51％と最も多いのに加え，摂食障害がそのほとんどを占めるF5が33％を占めている。このように，医療機関・病棟の属性によって，引き受けている患者層は大きく異なるのである。

このことは，児童思春期の精神障害は多様であり，そのすべての疾患を単一の病棟で治療していくのは困難である，ということを表してもいる。たとえば当院では，表1-2に示した精神疾患を入院の対象としているが，重度の精神遅滞を伴う発達障害の強度行動障害や薬物乱用・依存は入院治療の対象外としている。また，看護スタッフのほとんどが女性であり，単科の精神科病院のように成人病棟からの男性スタッフの「応援」が得られないことから，

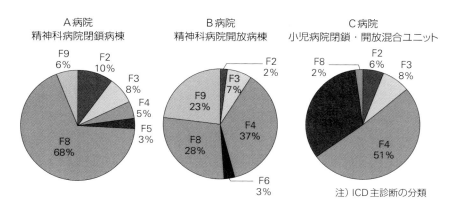

図 1-1　病院・病棟属性等による疾患分布の違い

　中学生であっても力が強くて激しい興奮状態を呈しているなど，本人やスタッフの安全が確保できないような症例は，近隣の単科精神科病院に依頼することにしている。一方，るいそうが著明で高度な身体管理が必要な神経性無食欲症の症例や深刻な外傷や大量服薬などの自殺未遂の症例の場合，単科の精神科病院時代には身体科での治療を優先していたが，小児専門病院に移設したことで身体科と連携した治療が可能になり，身体治療と並行して精神医学的治療が可能となった。

　当院の例からも明らかなように，治療環境と対象となる疾患は表裏一体であり，治療環境の特性によって，どのような子どもの入院治療を引き受けられるのかがある程度規定されてくる。したがって，入院してくる子どもに適切な治療を提供するためには，それぞれの医療機関が，どのような子どもを引き受け，そのためにはどのように治療環境を整備していくか，児童精神科病棟の特性を明確に位置づけることが重要なのである。

3. 入院の適応と治療の目標

1) 入院の適応

　子どもの入院治療の適応としては,主に以下のようなものがある。ただし,1つの症例が複数の適応要件を満たすことも多い。

①精神症状や問題行動が深刻化し,危機介入や集中治療が必要な場合

　例としては,幻覚妄想状態など統合失調症の急性期,希死念慮や自殺企図の深刻化,拒食行動や過活動による著しい身体的な衰弱,強迫症状の深刻化や家族への激しい巻き込み,何らかの精神疾患に基づく家庭内暴力の深刻化や長期化,などが挙げられる。入院の適応としてはもっとも多い。

②家庭の養育機能に問題があり,家庭から分離した治療が必要な場合

　精神症状や問題行動がそれほど深刻でなくても,保護者が子どもを養育し,支援していく機能が脆弱なため,外来治療ではなかなか展開せず,症状が悪化したり,家族間の葛藤が深刻化してくる症例がある。こうした場合,入院治療に導入して親子を分離した形で,子どもの治療と,親へのガイダンスや治療教育をおこなった方が展開する場合がある。虐待を受けて,解離や自殺企図などの症状を呈している場合には,児童相談所と密接に連携しながら入院治療に導入し,ケースによっては,一時保護委託の形で入院治療を引き受けることもある。

③不登校や引きこもりの長期化への介入として,入院治療が効果的と判断される場合

　不登校や,それに引き続く引きこもりの長期化により,その年代に期待される心理的発達が停滞し,義務教育年代終了後の見通しが立たない子どもたちが少なからず存在する。適応指導教室やフリースクールなどの場でも適応

できなかったり，地域によっては，こうした資源がないために，再登校か家に引きこもることしか選択肢がなく，行き詰まりからさまざまな情緒や行動の問題を呈している子どももいる。

　こうした子どもたちが，心理的成長を果たし，退院後・卒業後の生活に見通しを立てていく場と時間と人間関係を提供する方法として，児童精神科病棟での入院治療は選択肢の1つとなりうる。なお，不登校・ひきこもり長期化への介入としての入院は，本人の意思に基づく入院であることが前提であり，任意入院を原則とする。

④外来では診断の確定や治療方針の決定が困難な場合

　稀ではあるが，面接での子どもの様子と，保護者が述べる普段の子どもの様子が一致しない（解離など外来では症状の深刻さが見えてこない），生育歴や現在の生活について親からの情報が乏しい，何らかの理由で家族の状況がつかめない，などの理由から，診断の確定や今後の治療方針を確定する目的で入院治療に導入することがある。

2）治療の目標

　入院治療の目標は，概ね以下のように整理されるが，ほとんどの症例では複数の目標が設定される。また，入院治療の経過中に目標の重点が変わっていくことも多い。

　①精神症状や問題行動を改善する，精神症状や問題行動の背後にある葛藤や対人関係上の問題を克服する
　②家族との折り合いをつける，家族間の葛藤を解決する
　③停滞していた心理的成長を促進する
　④診断や治療方針を確定する
　⑤退院後の生活（家庭生活，社会生活）の見通しを立てる

4. 治療環境

　筆者がこれまで勤務してきた，国立精神・神経センター国府台病院（現国立国際医療研究センター国府台病院），静岡県立こころの医療センター，静岡県立こども病院の，3つの病院および児童精神科病棟の比較を表1-3に示す。これに病院周辺の環境も加えると，治療環境はそれぞれ異なるものであった。また，全児協の研修会での施設見学や，講演に招かれた際の病院見学などにより，国内の児童精神科病棟の大半を見学させていただいたが，一口に児童精神科病棟といっても，治療環境や治療対象は施設によって実にさまざまであった。したがって「児童精神科病棟はかくあるべき」と論じるのは難しいことではあるが，本項では，当院を紹介しながら，児童精神科病棟の治療環境を整えるにあたって，筆者がこれまで留意してきた事柄について述べてみたい。

表1-3　筆者が勤務した児童精神科病棟の比較

病院名	国立精神・神経センター国府台病院（当時）	静岡県立こころの医療センター	静岡県立こども病院
病院の属性	総合病院	単科精神科病院	小児専門病院
成人病棟の有無	あり	あり	なし
小児科病棟の有無	あり	なし	あり
児童精神科病棟の構造	開放病棟 個室×2 2床室×1 4床室×11	開放病棟 保護室×3 個室×17 4床室×4	複合型病棟 ①開放ユニット 　個室×10 　4床室×4 ②閉鎖ユニット 　隔離室×2 　個室×5 ③ハイケアユニット 　個室×3

1）治療環境を整える際の「基本コンセプト」

　病棟の治療環境をどう整え，病棟生活のルールをどう設定すべきかを考える際，筆者は以下のようなコンセプトをスタッフに提示している。

①「自分が子ども時代に行き詰まったとしたら，こんな病棟で治療を受けたい」「自分の子どもが行き詰まったら，こんな病棟に入院させたい」という病棟になるよう常に心掛ける

　これは，自由で快適な病棟にするという意味では決してない。自分をしっかりと受け止め大事にしてくれて，育ててくれる病棟にしていく，ということである。もちろんこの中には「だめなことはだめ」ときちんと直面化してもらえることも含まれる。治療環境の整備や，病棟ルールの設定で迷うことは多いが，このことに立ち返って見直してみると，大抵は答えが見つかるように思える。

　成人の精神科臨床の話になるが，筆者が精神科医として駆け出しの頃は「精神科病棟の居心地がいいと患者が退院したがらなくなるから，居心地が悪い方がよい」という雰囲気があったように思う。実際に，筆者が勤務していた病院のベテランの病棟スタッフから，そういった発言を聞いて違和感を抱いたことを覚えている。確かに，いわゆる社会的入院が多く，家族も患者自身も退院に抵抗が強かった時代であったため，決して的外れの見解とは言えなかったが，その中には「自分と患者は別（＝自分は患者にはならない）」といった差別意識や，劣悪な治療環境を正当化しようとするニュアンスも含まれていたように思う。短期入院・通院治療に大きくシフトしつつある現在，さすがにこうした声を実際に聞くことはなくなった（と思いたい）。今後，「自分の親が認知症でせん妄状態になったら，自分の子どもが拒食症になったら治療を受けさせたい，そして自分自身がうつ病になったら治療を受けたい病院にする」ということをコンセプトにした精神科医療施設が増えていくことを願っている。

②児童精神科病棟が「子どもを育てる場」でもあると考えるならば，そこは日常生活の場でもあることを常に意識して治療的環境を整えていかねばならない

　児童精神科病棟が，医療施設の中でどのくらい日常の場に近い所に位置しているかを図 1-2 に示した。

　ICU や救命救急病棟などは，きわめて非日常的な場ということができるであろう。重篤な身体疾患や外傷の患者の多くは，いわば体一つで入院し，モニターの装着や点滴などの処置，頻回の診察やバイタルチェックなど，常に医療者の監視下に置かれる。他者との境界はせいぜいカーテンくらいでプライバシーはほとんど確保されておらず，日用品の持ち込みなどもほとんどできないし，むしろ不要な場合が多い。

　精神科の病棟の中では，精神科救急病棟がもっとも非日常性が高いと言えるだろう。それでも救命救急病棟に比べれば，病状に応じて日用品などの持ち込みや，テレビ鑑賞や散歩，外泊など日常的な要素が大きくなる。また，成人の開放病棟，特にうつ病を中心としたストレスケア病棟などは，携帯電話や個室内のテレビ，トイレ，浴室など日常性がさらに高くなるであろう。

　こうした日常／非日常という観点で病棟を考えた時，児童精神科病棟は，もっとも日常に近い場でなければならない，と筆者は考えている。それは，子どもが「育つ場」であり「24 時間生活する場」であるなら，きわめて当然のことと言える。もちろん家庭のような自由な生活環境を保証することは不可能であり，そうすることが治療的というわけでは決してない。治療スタッフは，日常生活の要素の 1 つ 1 つを吟味し，

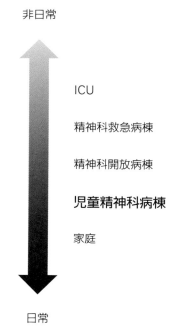

図 1-2　病棟の日常性／非日常性

治療にとってマイナスな要素は削っていく，という考え方を基本として，治療環境を設定していくのがよいであろう。「ここは家じゃなくて病院だから不自由なのは当たり前」といった姿勢で，病棟を安易に非日常的な環境にしてはならない。

　また，こうした日常性を考慮した治療環境の設定は，時代や疾病構造とともに変化していく可能性が高く，新たに病棟整備をおこなう医療機関には，将来の子どもの日常生活の変化に備えた柔軟な発想が求められる。当院では，近い将来，病室でテレビを観ることになったり，病棟内でインターネットを使わせる時代が来ることを予想し，各病室にテレビのアンテナを，多目的室にインターネット回線を設置している（現在は使用していない）。

③しっかりしていて，しかも柔軟な枠組みが治療的な環境である

　物理的構造やルールを考える三つ目のコンセプトとして，「しっかりしていて柔軟な」枠組みの設定を提案したい。具体的には，子どもの病状に応じた物理的構造を提供でき，ルールが明確で，問題行動や行動化に対しては，一貫した態度で治療的な直面化や限界設定をおこなう。しかも，病棟生活のルールや治療プログラムなどについては柔軟に設定する，といった枠組みである。

　こうした治療の枠組みと対比するために，やや極端であるが2つのタイプの枠組みを提示してみる。

　まず，病棟生活のルールや限界設定の方法があまりにも強固で厳しく，硬直していて柔軟さに欠けるものであればどうであろうか。その厳しさや融通の利かなさに，子どもが萎縮してしまったり，ドロップアウト（退院）してしまうこともあるであろう。あるいは反発したり，自暴自棄になって，さらなる行動化を誘発する危険も生じやすくなるであろう。このような強固で硬直した枠組みの中で子どもが育つとは考えにくい。もちろん，広汎性発達障害を主な治療対象としており，しっかりと構造化された病棟は，それ自体が治療的な環境であることは言うまでもない。

逆に，あまりにも自由でルールがほとんど存在しなかったり，行動化が起こってもきちんと直面化しなかったり，明確な限界設定をおこなえない病棟だったらどうなるだろうか。問題行動は頻発し，子どももスタッフも大混乱に陥り，治療どころではなくなってしまうであろう。行動化について「度が過ぎている」ことを「止めてもらえない」とすれば，子どもが自らの衝動をコントロールする力を育むことは困難であろう。つまり，脆弱な枠組みの中でも子どもは育たないのである。

2）病棟の物理的構造

ここでは開放病棟か閉鎖病棟か，個室と大部屋の割合，浴室，学習室といった物理的構造について述べることにする。当院の平面図（図1-3）と写真（付録2）を掲載したので随時参照いただきたい。細かい部分は後述するが，限られた予算の中で，木目調の壁や木製の備品を配置するなどして，温かい雰囲気の病棟になるよう心がけたつもりである。

①病棟の形態（開放病棟と閉鎖病棟）

精神科臨床に携わっている者にとっては言うまでもないことであるが，小児科病棟や児童福祉施設などに勤務されている読者の方々のために，開放病棟と閉鎖病棟について簡単に説明する。開放病棟とは，病棟の入り口が施錠されておらず，患者の出入りが自由な病棟（部外者の侵入を防ぐなどの目的で夜間のみ施錠することは，精神保健福祉法上認められている）であり，自発的入院（任意入院）の患者を主な対象としている。これに対し，閉鎖病棟とは，病棟の出入り口が施錠されていて，必要に応じてスタッフが入口のドアを開ける構造になっている病棟であり，非自発的入院（医療保護入院や措置入院など）の患者を主な対象としている。

全児協に加盟している医療機関の児童精神科専用病棟および専用病床計33施設の内訳をみると，閉鎖病棟のみが22施設ともっとも多く，開放病棟のみが6施設，開放ユニットと閉鎖ユニットからなる複合型の病棟が5施

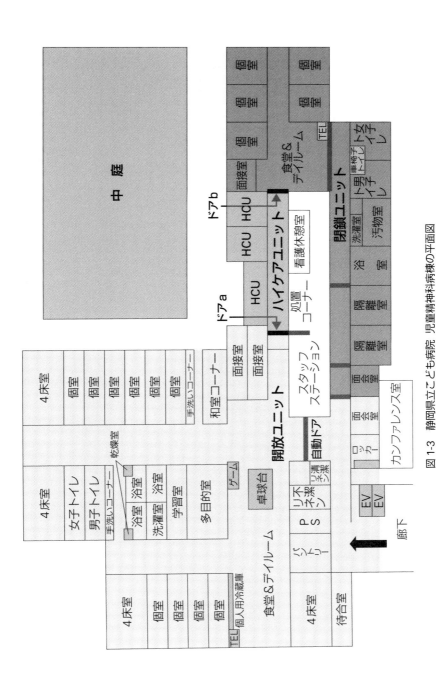

図 1-3　静岡県立こども病院　児童精神科病棟の平面図

設となっている。

　病棟の形態は，医療機関の属性と，どういった疾患を主な治療対象にするのかというそれぞれの児童精神科病棟へのニードなどにより規定されてくる。そして，その他の物理的構造や備品，さらには病棟のルールなども，開放病棟なのか閉鎖病棟なのかによって当然変わってくる。

　一例として，当院が現在の形態に決まるまでの経過をご紹介したい。当院は，図1-3に示したように，開放ユニット（26床），閉鎖ユニット（隔離室を含めて7床），ハイケア・ユニット（3床）の3つのユニットからなる複合型の病棟である。そして，L字型の病棟の内側には専用の中庭を有しており，日向ぼっこやレクリエーション活動などに利用できるようになっている。なお，この病棟は，新築したものではなく，従来2つの外科病棟であったものを，耐震工事終了後に児童精神科病棟に改築するという経過であったため，耐震壁など，構造上の制約も多い中での病棟整備であったことをお断りしておく。

　移設前の静岡県立こころの医療センターでは，保護室3室を含む開放病棟として運用し，閉鎖病棟での治療が必要な子どもは，成人の閉鎖病棟で治療をおこなってきた。しかし，こども病院に移設され，成人の病棟のバックアップがなくなったことから，閉鎖ユニットを設けることにした。また，小児総合病院に移設したことから，神経性無食欲症の低栄養状態の子どもや，自殺未遂による深刻な身体状態にある子ども，重篤な身体疾患を合併した子どもの入院を引き受ける必要が出てくることが予想されたため，スタッフステーションに近い位置に，酸素の配管など身体管理がしやすいように整備されたハイケア・ユニットも設置することにした。なお，このハイケア・ユニットは，aのドアを開放してbのドアを施錠すれば開放ユニットに，aのドアを施錠してbのドアを開放すれば閉鎖ユニットとして利用できる構造になっている。

　さて，ここで，小児総合病院における複合型の児童精神科病棟を運営してきた中で，筆者の感じたことを挙げてみる。

まず第一に，小児総合病院であること，隔離室を含む閉鎖ユニットと開放ユニットの複合型であることで，静岡県立こころの医療センター時代（保護室＋開放病棟，小児科医がいない）よりもかなり多様な病態の子どもの入院を引き受けられるようになった。特に，入院時には入院の同意が得られずに医療保護入院となった子どもを，隔離室，閉鎖ユニット，開放ユニットと，その時々の病態に応じて，もっとも適切な治療空間に処遇できることの利点を実感している。

次に，これはやや意外であったが，自らの強い希望で閉鎖ユニットに入院する子どもや，医療保護入院で閉鎖ユニットに入院し，その後任意入院に変更となっても，閉鎖ユニットに留まることを強く希望する子どもなど，閉鎖ユニットでの入院生活を希望する子どもが少なからず存在することである。その多くは対人緊張が強かったり，自我の脆弱な子どもである。当院の閉鎖ユニットは，摂食障害，自殺企図・希死念慮の強い子ども，解離などの症状を呈している被虐待児，統合失調症などを主な対象としていることもあって，こじんまりとしていてアットホームな雰囲気になっている。そのため，こうした子どもたちにとっては，閉鎖ユニットが守られていて安心な空間であると感じられるようである。もちろん，任意入院で閉鎖ユニットに入院している子どもは，本人が希望していることを示す文書を書いてもらい，外出や外泊などの処遇は開放ユニットの子どもと同一にしていることは言うまでもない。

また，閉鎖ユニットから開放ユニットへ，逆に開放から閉鎖へといった移動がさまざまな理由でおこなわれるため，当初は，そのことからくる子ども間のトラブル（例：閉鎖ユニットから移動した子どもを，開放ユニットの子どもたちがいじめるなど）が起こるのではないかと危惧していた。しかし，開設以来，大きなトラブルはなく，閉鎖ユニットの子どもが開放ユニットのプログラムに参加したり，開放ユニットのデイルームでスタッフと卓球をしていても，自然にふるまってくれている子どもが多い。これはうれしい誤算であり，子どもたちの度量の大きさに改めて感心させられている。

こうした利点の一方で，前述したように成人病棟のバックアップが得られないことや，男性スタッフがほとんどいないことなどから，成人を対象とした精神科病院に依頼せざるを得ず，我々児童精神科医が一貫して治療にかかわることができなかった症例もあった。さらに，統合失調症など，中学生年代では入院治療を一区切りとできない症例もある。こうしてみると，開放，閉鎖両方の児童精神科病棟があり，さらに青年期や成人の病棟がある総合病院というのが理想的なのであろうが，そうした医療機関は我が国ではきわめて少ないのが現状である。

②個室と大部屋の比率

　個室と大部屋（2～4人部屋）は，どのような比率で配置するのが適しているのであろうか。これもなかなか難しい論点である。これは，急性期病棟を中心に成人の精神科病棟でも言えることだが，全国的に，個室の比率が高い病棟が増えていることは周知の事実である。我が国の児童精神科病棟も，新しい病院ほど個室が多い傾向にあるのではないだろうか。中には，すべて個室のみの病棟もある。

　筆者は，子どもの健康度や治療段階によっては，他者と寝起きを共にするという体験も入院治療の重要な要素になりうると考えている。また，個室に1人で寝ることが寂しいという理由で，大部屋を希望する子どももいる（小学生以下に多い）。こうしたことから，少数の大部屋を設置することには，一定の治療的意味があると言えるのではないだろうか。

　当院は，閉鎖ユニット，ハイケア・ユニットはすべて個室で，開放ユニットは個室10室と4床室4室である。これは，移設前の児童病棟でも同様の傾向であったが，年度後半になると個室はすべて埋まっている状態になる。新入院の子どもは，個室からスタートすることが多いため，個室に入っている子どもに4床室への移室を納得してもらうのに苦労することも多い。また，4床室の子どもの組み合わせもなかなか頭を悩ませる問題で，相性を考えると，時には正解のない問題を解いている気分になることも少なくない。それ

でも，24時間，楽しい時もしんどい時も，他人と生活しなければならない，という4床室の中で「鍛えられて」成長していく子どもを見ていると，4床室の役割をなくすことには，少なからず抵抗を覚えるのである。

③隔離室の有無

閉鎖病棟であれば，隔離室があった方が引き受けられる疾患や状態像の幅は広がるといえるだろう。当然のことながら，開放観察（一定の時間施錠を解除して状態を観察すること）や全面開放にして，個室としても利用できる構造の方が便利である。そうすることで，統合失調症の子どもなど，少しの刺激で不安定になる子どもにとっては，「安静ゾーン」の個室として利用することができる。

④スタッフステーション

スタッフステーションは，ミーティング，モニタリング，記録，診察，処置，薬等の保管など，実にさまざまな機能を有している。ここでは，児童精神科病棟のスタッフステーションの基本的な考え方について述べる。

▶▶隔離室が安心感を提供していた統合失調症のケース◀◀

幻覚妄想状態で紹介・即日入院となったA男。当初は，幻聴に支配されて，ベッド上でジャンプを繰り返すという危険な行動や，トイレの水を飲んでしまうなどのまとまりのない行動のため，身体拘束や隔離の状態で治療せざるを得なかった。その後，病状が次第に落ち着いてきたため，開放観察の期間を経て隔離解除となり，隔離室からハイケア・ユニットの個室に移室となった。ハイケア・ユニットの個室は，隔離室と比べて外の音が聞こえやすい構造になっており，閉鎖ユニットに入院している他児の声も聞こえる場所に位置している。そのため，移室後まもなくA男は，物音に過敏になり，「ここは守られていません」と訴え，幻聴が再燃するなど病状が不安定になった。そこで再び隔離室に移室して，施錠はせず，個室として使用することにした。するとA男は，「部屋としてはあっち（ハイケア・ユニットの個室）のほうがいいけど，こっちの方が落ち着く」と述べ，病状も次第に安定していった。

まず，子どもがスタッフステーションを訪れやすい開放的な雰囲気であること，子どもがスタッフステーションに訪れた時にスタッフが気付きやすい構造になっていることが大切である（もちろん意識も大切である）。

　また，こうした開放的で可視化しやすい構造は，スタッフが，スタッフステーションからデイルームにいる子どもたちの様子を把握しやすいという利点も得られやすい。つまり，少なくともスタッフステーションの周囲で起こったさまざまな出来事に対しては，子どもが訴えて来る前に，スタッフが気付いて介入することが可能になる（これももちろん構造だけでなく，意識も大切である）。

　このように，開放的で可視化しやすい構造を求められる一方で，スタッフステーションには，カルテなどの個人情報や向精神薬などの危険物も多数保管されており，安全管理をしっかりおこなうことも重要な事柄である。開放的な構造と安全管理のしっかりした構造という，この一見矛盾したコンセプトを共存させていくのはなかなか困難なことであるが，構造や運用上の工夫で可能な限り理想に近づけていく努力が求められる。

　当院のスタッフステーションの構造を簡単に紹介する。まず開放ユニットであるが，カウンターは，申し送り後の日勤帯はオープンで，準夜から深夜の時間帯は，アコーディオンカーテンのような作りの透明なガラス窓で閉められるような構造となっている。出入口のドアは全面透明のガラス張りで，巡視などスタッフがステーションに不在になる時のみ施錠し，他の時間帯は常時オープンにしている。閉鎖ユニット，ハイケア・ユニットにはデイルーム側にはカウンターはないが，内側にはスタッフが作業をしながら見守れるカウンターがある。ドアは施錠しているが，開放ユニットと同様に全面透明のガラス張りで，開放側のスタッフステーションからも見える場所に位置している。また，物理的構造というより設備になるが，ナースコールをPHSと連動するシステムを導入したことで，子どもからのコールに即座に応答できるようになり，子どもにとってもスタッフにとっても得るものが大きかった。静岡県立こころの医療センター時代には，特に準夜帯などマンパワーが

少ない時間帯に，病室で対応していると，他の部屋からコールがあっても気付くことができず，子どもたちが（時には医師も）看護スタッフを探したり，廊下で「看護婦さ～ん」と叫ばなければならないことがしばしばあった。

⑤デイルーム・食堂

　デイルームや食堂は，子どもたちの交流の場として，そして，スタッフが集団に介入する場として，治療上重要な位置を占めており，さまざまな工夫が求められる。

　まず，位置としてはスタッフステーションから見えやすい場所がよいだろう。それは，スタッフが子どもたちの様子を観察しやすく適切なタイミングで介入できることと，子どもたちにとってはスタッフの姿が見えていることで見守られている感覚が得られやすい，といった理由からである。

　また，広さとしては，テーブルや椅子などを整理すれば，クリスマス会など大勢が参加する催し物が開催できたり，卓球台が常設できたり，テレビゲームができるようなスペースが確保できると使い勝手がよい。

　さらに，デイルームの一部あるいは別の場所に，子どもが数人で談笑したりトランプなどができるコーナーがあるとよいだろう。こうしたコーナーは，スタッフステーションの近くに位置していて，子どもたちが見守られているという「安心感」が得られやすい場所と，スタッフステーションから丸見えではなく，ちょっとした「死角」で，子どもたちだけでごそごそやれる場所の二種類があるとよいだろう。

　当院の開放ユニットでは，デイルームと食堂を仕切りのない1つのスペースにしており，十分な広さを確保している。また，談笑するコーナーは，スタッフステーションの目の前と，スタッフステーションからは見えない場所に設けてあるが，そのどちらにもそれぞれのニーズがあるようである。一方閉鎖ユニットは，スペースが狭いという事情もあるが，子ども同士のトラブルが生じるリスクが高いため，「死角」には談笑するコーナーは設けていない。

⑥浴室

　最近は，大勢でワイワイお風呂に入るよりも1人で入りたがる子どもが圧倒的に多い。また，教育や集団療法などの治療プログラムなどのために，入浴時間が短時間しか確保できないこともある。さらに強迫性障害の子どもでは，通常の入浴時間よりも多少長めの時間を設定しないと，治療からドロップアウトしてしまうこともある。こうしたことから，浴室は小さくても複数設置した方が使いやすい。

　当院では，開放ユニットは1人用の浴室を3室用意し，院内学級に通わない子どもは午前中に，その他の子どもは治療プログラムが終了した15時過ぎから19時頃までの間に使用している。入浴の順番は，子どもたちが相談し合って決めている。閉鎖病棟は1室のみで，神経性無食欲症など，介助が必要な子どもも多いため，浴槽周囲で介助しやすい構造にしている。

⑦洗濯室・乾燥室

　中学生の入院が多い病棟では，自分で洗濯をする子どもも多いため，洗濯機や乾燥機があるとよい。入院して初めて洗濯の仕方を覚える子どももいる。洗濯は日常生活能力を獲得する手段と考え，あくまでも子ども本人が自分で洗濯をしたいと希望する場合はそれができる環境を整えておきたい。洗濯ができない・しない子どもは家庭に持ち帰って保護者に洗濯していただくようにするのがよいだろう。閉鎖病棟に洗濯室を設置する場合，希死念慮の強い子どもが入院してくることも多いので，洗剤の取り扱いは慎重にならなければならない。

　当院では，こうした原則を踏まえて，開放・閉鎖ユニットの両方に洗濯機と乾燥機を設置している。また，乾燥機だけでは十分に衣類が乾燥しない場合や，乾燥機が使用できない素材もあるため，男女別の乾燥室を設置し，プライバシー保護のためにその都度施錠して使用している。

⑧学習室

　受験を控えた中学3年生を中心に，静かな環境で学習を希望する子どももいる。特に4床室に入っている子どもは，学習スペースの確保が困難であり，義務教育年代の子どもを対象とする児童精神科病棟では学習室が必要になることが多い。さらに，不登校の期間が長かった子どもは，学習内容を他の子どもに知られることに抵抗がある場合もあるので，ある程度プライバシーが尊重される構造が必要となってくる。

　当院では，簡単な間仕切りがある学習室を整備している（付録1参照）。学習室は，お絵かきや読書などをして独りで静かに過ごすなど，学習以外の目的でも使用できるようになっている。また，中学3年生に限り，受験勉強のため，消灯後から0時まで延長して使用できることにしている。

⑨多目的室

　テレビ，DVD，ステレオ，楽器など，比較的大きい音を出しても病室には聞こえないような，ある程度防音のしっかりした部屋があるとよい。集団生活の中では，周囲に気兼ねせずに映画や音楽を楽しめる時間も大切である。また，空いている時は，談話室としても使用できるので，多目的な部屋として使用できる。

⑩診察室・面接室

　それぞれの病院の医師数や物理的制約もあるので，どの程度の数の診察室や面接室が適切かは一概に言えない。しかし，今後電子カルテが普及していくことを考慮すると，やや多めに設定しておいた方がよいだろう。

　当院では，物理的制約のため，開放ユニットに2室，閉鎖ユニットに1室しか配置できなかった。現在，患者を受け持つ医師は6人勤務しているため，特に準夜帯などは混み合って「空き待ち」の状態になることもしばしばある。4床室の子どもの面接や親面接を優先し，個室の子どもは病室で面接することも多い。また親面接は面会室を利用することもある。平成22年度

には電子カルテが導入されたが，病室にノートパソコンを持ち込んで無線LANで使用できるように整備している。なお，身体の診察は，男性の医師が思春期の女子を診察することも多いため，看護師が必ず付き添って病室かスタッフステーション内の処置室でおこなうことにしている。

⑪面会室

　面会室も，できればある程度の数が確保できればよいが，なかなか難しいというのが現状であろう。しかし，大部屋の子どもが家族と過ごす面会の場として，プライバシーがある程度保護された環境を提供することは大切である。そのため，それぞれの施設で工夫しながら場所を確保するよう努めなければならない。

　当院では，面会室が2室しか設定できなかったこともあり，中をパーテーションで区切って一部屋に2家族が入れるようにしている。個室の子どもは，病室での面会を原則としている。

⑫待合室

　面会室とは別に病棟の入り口付近にあると便利である。この部屋は，入院時に保護者にガイダンスをおこなったり，外泊の出棟・帰棟時に看護スタッフが細々とした確認をおこなう目的で使用する。空いている時には面会室としても利用できる。

　当院では，病棟から直接見えない開放ユニットの外側に設置している。これは静岡県立こころの医療センター時代からの特徴でもあるが，以前入院していた子どもが，外来診察時に病棟を訪れ，看護スタッフと話をしたり，入院中の「仲間」や「後輩」たちとおしゃべりしたりして帰っていくことがしばしばある。こうした時にも，待合室を使うことで，新しく入院してきた「新顔」の子どもたちへの影響を少なくしながら，退院した子どもが，看護スタッフやかつて同じ釜の飯を食った仲間と楽しいひと時を過ごしてちょっと元気になったり，入院していた子どもたちが，退院して外の世界に出た「先輩」の

頑張っている姿に，自分の将来を重ね合わせたりする貴重な場となっている。

⑬その他

　その他，物理的構造について，他の施設で見せていただいて参考になった点も含めていくつか挙げてみる。

　まず，病棟の中に，クールダウンやタイムアウトのための部屋を設置している病棟がある。衝動コントロールが未熟な発達障害圏の子どもや，被虐待児の入院治療をおこなう病棟では特に有用であろう。

　また，病棟内を男女でゾーン分けすべきかどうかという議論を時々耳にする。これは，性的逸脱行動を防ぐことから派生している議論であり，特に性的虐待を受けた子どもを引き受けたり（その子が今度は加害者になるというリスクも含めて），青年期の患者を引き受けている病棟では切実な課題であろう。その一方で，男女の入院の比率はその時によって変動するものであり，固定した壁によってゾーン分けしてしまうと例えば女子ゾーンは満床だが男子ゾーンはガラガラといった現象が起きて，入院が必要な子どもがゾーン分けのために入院させられなかったり，病床利用率が下がってしまうといった事態になることも予想される。ある病院では可動式の壁を設置して，こうした課題に対処していた。

　当院では，中学生以下の病棟ということもあって，開放ユニットは一応男子ゾーンと女子ゾーンを定めているが特に仕切りなどは設けていない。しかも，女子の比率が高いことが多いこともあって，女子ゾーンに男子を入れることはないが，男子ゾーンの個室には女子が入院することがしばしばある。閉鎖ユニットはゾーン分けが不可能なため，どうしても必要な場合には，ハイケア・ユニットや隔離室をオープンで使用しながら対処している。

　次に，病棟外の物理的構造として，スポーツやダイナミックなレクリエーションができるグラウンドや体育館，園芸などができる庭などの設備も欲しいところである。精神科病院の中の児童精神科病棟であれば，成人と共用で利用することは比較的容易であろうが，総合病院でこうした設備を確保する

のはなかなか困難である。

　当院には，専用の中庭はあるが，閉鎖ユニットの子どもの無断離院を防ぐために，周囲を約3メートルの金網フェンスで囲んであり，やや開放感に乏しい。そして，周囲が駐車場であるため，思いっきりボールを蹴ったりすることができない。また，グラウンドや，雨の日でも体を動かせる体育館などの設備もない。移設前の，静岡県立こころの医療センターの児童精神科病棟からの「移籍組」の中には，こうした設備がないことに落胆したり，不満を述べる子どももいた。訪問教育に入級している子どもたちは，隣接している本校の体育館を授業で利用することが可能だが，病棟のレクリエーション活動などで利用することはできないため，プログラムもある程度制限されたものになってしまっているのが現状である。

3）設備や備品

　病棟内の設備や備品などにも工夫がいるところである。

　まず，病室のベッドやロッカー，カーテン，オーバーテーブル，椅子などの基本的な備品は，病室の床や壁の雰囲気とも相まって，病室の雰囲気を決定する。当院では，「病室」というより「居室」という雰囲気の部屋にするために，壁に木目調の腰板を貼り，木製のロッカーや木目調のオーバーテーブル，暖色系の遮光カーテンや椅子などを設置している。また，ホワイトボードを個人用に取り付けて写真やポスターなどを飾れるようにしている。

　一方，共同利用する備品としては，食堂用のテーブルや椅子，冷蔵庫，電子レンジなど食事に関する備品，テレビ（台数や設置場所も含めて），DVD，ステレオ，キーボードなどの電気製品，テレビゲーム，卓球台（なぜか精神科の病棟では置いてあるのが定番である），トランプやボードゲームといったレクリエーションの道具などが挙げられよう。

　こうした備品を設置するか否かは，病棟の性格によって当然異なってくる。後述の持ち込み品とも重なるところであるが，安全面に配慮し，運用方法を工夫しながら，子どもたちが過ごしやすく，さまざまな体験が可能で，子ど

も同士や子ども―スタッフ間の相互交流が促進されるような環境に設定にしていくことが大切であろう。

　当院での一例として，テレビゲームを挙げてみよう。現在，開放ユニットにはテレビゲームが設置してある。それは，現代の子どもにとってテレビゲームは，その功罪はあるものの，日常の遊び道具となっており，ただ禁止するよりも，テレビゲームがありながらも「ほどほどにやる」といった使い方ができるようにしようという発想からきている。また，子どもによっては，病棟という見知らぬ世界に飛び込んで，スタッフや他の子どもと交流する手段としてきわめて有用な場合がある。また，1台しかないテレビゲームを限られた時間で共有することで，ソーシャル・スキルの向上に役立つこともある。こうした理由から設置しているが，運用上のルールは明確にしている。まず，利用できる時間を限定している。平日の登校する時間や集団プログラムなどの時間は使用できない。また，ゲームの内容に一定の歯止めをかけるため，自宅のソフトを持ち込むことも禁止している。ソフトは病院で購入したものに限定しているが，その選択には，子どもたちの意見も取り入れている。また，明確なルール化はしていないが，なるべく平等に利用することを子どもたちと確認し，特定の個人やグループが独占しがちな時はスタッフが介入することにしている。

4）日課と病棟のルール

　本項では日課と病棟のルールについて，当院の開放ユニットで使用しているものを提示しながら述べる。

①日課

　まず，当院の開放ユニットの日課（実際に子どもに渡しているもの）を表1-4に示す。

　大枠の日課をこのように提示しておき，行事などによって修正する時には，前もって伝えたり，病状によって個人用の日課表を作成している子どもたち

表1-4　当院開放ユニットの日課

時間	内容
6:00	病棟の出入り口の鍵が開きます
7:00〜8:00	朝食（食後の薬を飲みます）
9:15〜	検温▶学校へ行っている人は登校しましょう
12:00〜13:00	昼食（食後の薬を飲みます）
13:00〜14:00	学校へ行っている人は登校しましょう
14:00〜15:00	活動▶毎週月・水・木曜日　レクリエーション活動 第1・3木『みんな de ミーティング』
13:00〜17:00	入浴時間（曜日によって違います）
18:00〜19:00	夕食（食後の薬を飲みます）
18:30	病棟の出入り口の鍵が閉まります
20:00〜22:00	寝る前の薬がある人は飲みましょう
22:00	テレビ・デイルーム使用終了，消灯

もいる。また，日課には入ってないが，主治医との面接や家族合同面接，さらにはケースによっては心理療法などの個人療法も組み込まれることになる。

　こうした日課の設定は，教育施設がどの程度充実しているか，構造化された治療技法をどの程度取り入れているか，さらにはどのような病態の子どもが主な対象なのかなど，それぞれの医療機関によって当然異なってくるであろう。筆者は，日課を設定する際に重要な視点として，「治療プログラムなど『何かをしなくてはならない時間』と『自由に過ごしてよい時間』のバランスに気を配ること」が大切だと考えている。それには主に2つの理由がある。1つは，あまり「何かをしなくてはならない時間」が多すぎると「疲れてしまう」子どもが多くなり，「自由に過ごしてよい時間」が多すぎると「退屈してしまう」子どもが多くなる，といった理由による。もう1つは，後述の治療技法の項で述べるように，児童精神科の入院治療においては，「自由に過ごしてよい時間」も，治療の重要な部分を占めていると考えているからである。ちなみに，訪問教育や集団プログラムへの導入の時期は，個々の子

どもの病態や治療段階を考慮しながら決定している。そして，主治医が導入を決定したした後，参加の声掛けや支援はおこなうが，実際に参加するかどうかは，基本的には本人の自由意志を尊重している。但し，参加しない子どもは自室や病棟内で静かに過ごすこととし，病棟プログラムの時間や登校すべき時間にゲームや外出をするのは原則として禁止している。

②病棟のルール

　病棟のルールを設定する主な目的としては，以下の3つが挙げられる。第一に，治療・看護をスムーズに行うための「構造化」という側面がある。もちろん，これは，あくまでも子どもたちのためであって，医師や看護師が楽をするためではないことは言うまでもない。第二に，事故，自傷，他害，精神的混乱などから子どもを守るという「医療安全」という側面がある。第三に，ルールを作るプロセスやルールをめぐるやり取りを治療の重要な要素とする，「治療のアイテム」という側面がある。当院におけるその具体的な内容は後述する。但し，発達障がいの子どもたちを主な入院対象としている病棟では，こうした側面でのルール設定は，子どもを混乱させる可能性がある。

　「治療のアイテム」としてルールを用いる際，スタッフは以下のことに留意する必要がある。まず，「前思春期から思春期の子どもたちは，大人が一方的に作った価値観に疑問を抱き，反発し，時には集団や個人でルールを破ってみせるものである」という，この年代特有の一般的な心性を理解しておかなければならない。そういう意味で，スタッフは，安全が脅かされないルールに関しては，ある程度寛容な態度で臨むべきである。ルールを守らせることだけにシャカリキになると，「監視する人・守らせる人（スタッフ）」vs「破る人（一部の子ども）」という関係が定着し，不毛ないたちごっこになったり，子どもとの関係を損なうことにつながってしまう。また，子どもによっては，ルールの逸脱に肯定的な意味が含まれることもある。たとえば，入院前は大人の価値観に縛られ，周囲の子どもたちの価値観の転換についていけず孤立していた子どもが，病棟生活に適応し，他児と一緒に帰棟時刻を超え

て外出から戻った場合などは,「やっとルールを飛び越える力がついたか」と肯定的に捉えることもある。こうした見守りの時期を過ぎ,治療的に「やりすぎだよ」と押し返すタイミングになったと判断した時には,個人あるいは集団を対象にきちんと直面することも重要である。

　当院開放ユニットの「ルールブック」を付録3に示す。ここには設備や備品の利用方法,消灯時間,持ち込み品,外出や面会など,病棟生活のルールが明確に記載されており,入院した子どもすべてに説明の上,いつでも閲覧できるようにデイルームに置いてある。閉鎖ユニットは,持ち込み品など一部内容を修正している。作成に当たっては,それぞれのユニットに入院してくる子どもたちの病態を考慮し,一部,子どもの意見も取り入れている。今後も,必要に応じて改定していく予定でいる。それぞれの医療機関も病棟の特性に応じて設定しているものと思われる。

　ここで,持ち込み品に関して,我々が試行錯誤してきた代表的な一例として,静岡県立こころの医療センター児童精神科病棟時代の,携帯電話の持ち込みに関するエピソードを紹介しよう。世の中では中学生が携帯電話を所有するのが珍しくなくなってきた頃から,病棟にも携帯電話を持ち込みたいと希望する子どもが次第に増えてきた。しかし,携帯電話を持っている子どもがまだ少数派であったことや,携帯電話を持ってない子どもが親にねだるのを懸念したこと,有害サイトなど携帯電話のマイナス面を重視したこと,などの理由から,当初は持ち込みを禁止し,持ち込んだ場合にはスタッフが預かり,面会時や外泊時に家族に渡し,自宅に持って帰ってもらうことにしていた。しかし,入院前から携帯電話を持っている子どもがさらに増え,携帯電話を持ち込んでは看護スタッフが預かる,といったやりとりを何度も繰り返す子どももいて,スタッフもいささかうんざりした気持ちにさせられていた。年度が代わる前に,看護スタッフから,携帯電話を許可する方向で検討したいと提案があり,改めて,子どもや親のニード,そのメリット・デメリット,使用する際のルールなどについて検討することにした。そして,子どもたちとも話し合い,新年度から持ち込みを可とすることにした。約束事とし

ては，通話は病棟の入り口前のホールなど病棟外ですること，メールは自室ですること，有害サイトや他者に迷惑をかけるような使い方をした場合には許可を取り消すこと，などであった。一時，ある子どもの寝顔を写真に撮って，他の子どもたち数名に配信するなどの問題も発生したが，その都度スタッフが介入してきた。子どもや保護者からは，メールでやりとりできることで，お互いに安心する（特に入院初期の就寝前など），親子の連絡がスムーズに取れるようになった，メールを介してではあるが離れていても入院前より親子のコミュニケーションが増えた，など，概ね好評である。携帯電話の持ち込みは，移設した当院でも受け継がれている。もちろん，メリットばかりではないが，携帯電話という道具がこれだけ日常化している以上，安易に禁止するのではなく，マイナス面に介入しながら治療に有益な「使い方」を，今後も子どもや家族と話し合っていくつもりである。近年では，スマートフォンの普及にともなって，LINEツイッターなどのSNSに関するトラブルも起きているが，現在でも持ち込み禁止にはせず，その都度介入している。

　携帯電話に限らず，持ち込み品については，子どもが日常的に使用している物は，危険な物や他児に迷惑になる物，治療に悪影響を及ぼす物でない限り，禁止するよりも適切な使い方を子どもや家族と検討していく，という姿勢が基本となろう。もちろん許可できない物もたくさんあるが，子どもに「何故これを持ってきていけないのか」と質問された時には，その理由をきちんと説明できるようにしておかなければならない。それぞれの病棟で，許可されていない持ち込み品などを，「何故許可していないか」もう一度再考してみることは，自分たちの治療環境のコンセプトを見直すよい機会になるであろう。

　もう1つ，明文化はしていないが，当院では，病棟生活のルールには「絶対的なルール」と「相対的なルール」がある，と子どもたちに説明している。「絶対的なルール」とは「自分と他人を傷つけない」ということである。特に，他者を傷つける行為については，一貫した態度で直面化や限界設定をおこなうように心掛けており，子どもたちにも「他人を傷つけることは絶対に認め

られないし，大人は必ず介入するよ」と伝えている。それ以外は，すべて「相対的なルール」で話し合う余地がある，と伝えている。消灯時間や持ち込み品などの「相対的なルール」をめぐっては，スタッフと子どもたちとの合同ミーティングである「みんな de ミーティング」でしばしば白熱した議論となる議題である。このように病棟のほとんどのルールを，子どもと話し合う題材にしているのは，次のような理由からである。それは，子どもの入院治療においては，大人の設定した枠組みやルールを子どもたちに吟味させたり，子どもの意見を取り入れて行動させてみたり，うまくやれない時には押し戻したり，「これは譲れない」と返したりといった，病棟のルールをめぐる子どもとスタッフのやりとりそのものが，治療の重要な要素の1つであると考えているからである。しかし，それはスタッフにとって，骨の折れる作業でもある。

5. 面会と外泊

1) 面会

　保護者との面会をどう設定するかは，なかなか微妙な問題である。面会の頻度や時間があまり少ないと，不安が高まって病棟に留まれない子どもがいる。一方，子ども自身は平気でも，子どもの様子が見えなくなることで，親の側の不安が高まってしまうこともある。それとは逆に，面会時間が長すぎると，治療スタッフや他児と交流する時間が少なくなり，治療が展開しにくくなる場合がある。以上のことから，面会を設定するには，まず，子どもの年齢や心理状態，親の心理状態，親子関係，などの評価をおこなわなければならない。その上で，「子どもの不安を軽減する」，「親の不安を軽減する」，「親子の関係を改善する」など，面会の治療的な意味付けをある程度明確にする。そして，症例ごとに治療上適切と考えられる面会の頻度や時間を設定し，子

どもや保護者の理解と同意を得ておく必要がある。

　また，入院治療では，子どもが治療スタッフにさまざまな転移感情（第5章の140ページ参照）を向けることになるが，面会が頻回だったり長時間だったりすると，現実の親子関係と，転移感情を向けるスタッフとの関係が混在し，治療が停滞したり，混乱することがある。こうした場合には，面会が治療に及ぼす影響を子どもや保護者にわかりやすく説明した上で，面会を制限した方が，治療が展開しやすくなることが多い。そして，子どもと治療スタッフとの間でさまざまな内的作業をおこない，治療がある程度展開した段階で，治療者が介入した合同面接や，実践練習の場としての面会を再開して，徐々に拡大し，外泊・退院へとつなげていくことになる。

2）外泊

　外泊には，いくつかの治療的な意味合いがある。主なものとしては，以下のようなものが挙げられる。治療スタッフは，それぞれのケースにとって，今回の外泊が，どのような目的を有しているのかを把握し，一定の成果をもたらすように支援しなければならない。

①休養と充電

　入院した子どもたちのほとんどは，家庭を離れて，24時間他人と生活するのは初めての経験であるし，それはとても疲れるものである。特に，過剰適応的な心性が優勢な時期はなおさらである。「週末の外泊では寝てばかりいます」と保護者から報告をうけることもしばしばある。また，外泊中に，入院中に起こった出来事について，家族に愚痴を言ったり相談したりする子どもも多い。

　外泊が，入院を継続するための「休養」や「充電」として，きわめて重要な意味を持っていることを，保護者にも認識してもらう必要がある。というのは，保護者は，外泊となると，「せっかく帰ってきたんだから楽しく過ごそう」とか「入院生活は大変だろうから，ストレス解消をしよう」などと考

え，家族で遠出をしたりして「楽しいけど疲れる外泊」を計画することが往々にしてある。しかし，「休養」や「充電」の意味合いが強い外泊の場合には，こうした過ごし方は「楽しかったけど疲れが取れない」ため，逆効果となることが多い。そのため外泊時はのんびり過ごして，入院生活について話を聞いてあげることを勧めたりする必要がある。

②練習

入院前に，子どもと家族の間でさまざまな葛藤が顕在化していたり，症状や問題行動をめぐって家庭内が混乱していたケースも少なくない。こうしたケースの場合には，入院して一定の期間が過ぎ，症状や問題行動が改善した

ミニ事例 1-2

▶▶面会を制限することで治療が展開したケース◀◀

中2男子のB太は，強迫行為に母親を激しく巻き込み，入院となった。入院前のB太は，強迫行為に母親を巻き込む→当初は一生懸命に応えていた母親も，その際限のなさに渋々付き合う→B太はイライラし，強迫行為がエスカレートする，といった悪循環に陥っていった。入院後しばらくすると，受け持ち看護師を中心に，依存や強迫への巻き込み，そして強迫行為が「うまく」終われないときの怒りなど，さまざまな感情を向けるようになった。看護スタッフは，B太の入院前の母親との悪循環のパターンや転移感情を理解し，母親と同じ悪循環に陥らないよう工夫しながら，B太との治療的な関わりを続けていった。しかしB太は，母親との面会時に何回も確認行為をするようになり，入院前と同じような悪循環に陥って，親子共に不安定になることがしばしば認められた。面会終了後のスタッフへの確認行為も増悪するようになった。

主治医は，現実の母子関係と，スタッフとの間の転移・逆転移が絡み合ってしまい，そのことが，治療が展開しない一因であると判断した。そこで，B太と話し合い，面会の頻度を減らすことや，面会時間も短時間にすること，面会中に強迫行為の確認はおこなわないことなどを提案し，B太も同意した。両親面接でも同様の提案をし，面会制限の治療的な意味合いを説明したところ，両親も同意した。

その直後は，スタッフへの依存や巻き込みなどが一時増悪したが，次第に改善し，面会では，母親に，他児との付き合いの難しさなどの愚痴をこぼしたり，病棟生活上困ったことを相談するようになっていった。その後，病棟でスタッフを確認行為に巻き込むことがほとんどなくなったため，外泊をおこなった。当初は，母親への確認が目立ったが，外泊を重ねるうちに次第に減少し，お互い気にならない程度で過ごすことが出来るようになっていった。

り，面会である程度安定して過ごせるようになってから，外泊が計画されるのが一般的である。この場合の外泊は，病棟で蓄えた力を試す「練習」の場としての意味合いが強くなる。その際，外泊の度ごとに子どもや家族と話し合いながら「目標」を設定し，外泊後には，その目標がどの程度達成できたかについて評価する，といった作業が必要になる。

③直面化

病棟のルールから逸脱する行動や，他児への攻撃的言動が頻回な場合に，直面化する手段として外泊を用いることがある（第5章を参照）。但し，その子どもが，この病棟で入院を継続する意志は揺るがないと，治療者が確信できる場合にのみ用いなければならない。そこが曖昧な時に，直面化の手段として外泊を用いても効果はない。むしろ，ドロップアウト（退院）を誘発してしまうリスクがあるので注意が必要である。

6. 治療技法

入院治療でおこなわれる主な治療プログラムを表1-5に示す。この他にも，それぞれの医療機関が工夫しながら，さまざまな治療技法を用いていると思われる。

このように列挙したものの，児童精神科の入院治療においては，こうした構造化された治療以上に大切なことがあると筆者は考えている。それは，主治医や看護スタッフをはじめとした大人とのかかわり，他児との交流といった，日々の病棟生活そのものである。子どもたちは，病棟生活の中で，彼らが乗り越えるべき課題をさまざまな形で表現する。こうした時，その場にいるスタッフが，力を合わせていかに治療的に取り扱うことができるかということが，その病棟の「治療力」を左右するといっても過言ではないだろう。

表 1-5　主な治療プログラム

1）個人療法		主治医による個人精神療法，遊戯療法を含む心理療法，認知行動療法，個別の精神科作業療法など
2）集団療法		集団精神療法，集団による精神科作業療法，ソーシャル・スキル・トレーニング，入院児童とスタッフによるミーティングなど
3）身体的治療		薬物療法，経鼻栄養など
4）家族支援		主治医による親ガイダンス，看護師による面談，精神保健福祉士による相談，家族療法，病棟家族会など
5）教育		訪問教育における教育活動，原籍校への通級，原籍校との連携など
6）社会体験		学校と合同でおこなう野外活動，修学旅行など

　特に，24時間子どもに寄り添う看護スタッフの場合，自らがおこなう行為は，単なる看護行為にとどまらず治療そのものでもある，と認識しなければならない。子どもの苦悩に耳を傾けたり，依存や甘えを受け止めたり，大人への挑戦に胸を貸したり，行動の改善を励ましたりその成果をともに喜んだり，といった日々のかかわりが，入院治療の中核となっているのである。

　また，子ども間の相互作用も入院治療の重要な要素である。そこには，子ども同士が自然発生的に同年代の集団を形成したり，大人が橋渡しをして集団に参加したりして，それぞれの子どもの活動性や能動性が高まること，集団で治療の枠組みに挑戦してはめをはずすこと，グループ間の対立やいじめ，といったさまざまな現象が含まれている。治療スタッフは，こうした子ども間のさまざまな出来事を見守ったり受け止めながら，時には介入したり直面化をおこないながら，それを「治療的」かつ「成長促進的」なものへと導いていく姿勢を常に忘れてはならないのである。

7. 学校教育の役割

1) 病院内の教育施設

　入院治療を受ける義務教育年代の子どもにとって，学校教育はきわめて重要な意味を持っており，病棟生活と学校生活は，子どもの入院治療のいわば両輪といえる。したがって子どもの入院治療では，病院内に教育施設が併設されていることが重要で，それによって治療に幅や厚みを持たせることが可能となる。

　入院してくる子どもは，学校生活で何らかの挫折体験をしているがことが多い。そのため入院治療における学校教育は，単に「教育の保証」にとどまらず，「挫折した学校との再会の場」「退院後の社会生活のリハビリテーションの場」として治療的にきわめて重要な役割を担っている。不登校で入院してきた子どもたちの多くが，1人1人の状況に配慮された教育機会を提供されることで，病院内の教育施設に「登校」し，学習にとどまらず，病棟生活ではできないさまざまな体験をしたり，教師と交流しながら成長していく。また，静岡県立こども病院では，修学旅行や野外学習など，いくつかの行事を病院と学校が共催することで，よりダイナミックな体験を子どもたちに提供できるよう心掛けている。

　しかし，医療従事者と教育従事者では，子どもの理解や援助について拠って立つ基盤が違うこともあって，例えば，子どもの学習への導入の方法や，進路を巡る直面化の時期など，時には子どもへの対応をめぐって，考え方や意見が異なる場合もある。したがって，両者がお互いの立場を尊重し，日常的に子どもについての情報交換をおこないながら，良好な関係を築いていこうという姿勢を心掛けていかなければならない。

　当院では，お互いがスタッフステーションや職員室に気軽に訪問したり，電話で情報交換するよう心掛けることに加えて，毎朝の病棟ミーティングや病棟の勉強会に教師が参加したり，教師がそれぞれの子どものその日の学校

での様子を「連絡ノート」に書いて授業終了後に届けるなど，互いの情報交換のシステムを構造化している．

2) 原籍校との連携

　入院前に子どもが所属していた学校との連携も，入院治療をスムーズに展開するための重要な要素である．ただし，あくまでも保護者の同意を前提として連携していくのが原則である．

　まず，導入期の早い段階で，学校生活における子どもの様子や対人関係の特徴などの情報を教師から得ることができれば，治療方針を立てる際に参考になる．逆に，学校に対しては，病状や入院の目的，予想される入院期間などを丁寧に説明していく．

　教師が入院中に子どもとの面会を希望してきた時には，本人の状況や他児への影響も考慮して慎重に対応する必要がある．まず，本人が面会を希望しない場合には，面会は遠慮していただくことになる．次に，本人が希望していても，復学への焦りが増悪するなど，病状に影響しそうであると判断した場合には，その旨を説明し，面会を制限することになる．問題は，本人も希望し，病状にも影響しない場合である．何が問題かと言うと，入院している子どもたちの中には，学校でひどく傷ついているケースもあるため，「教師」という職種に対して敏感に反応したり，自分の学校の教師も面会に来るのではないかと不安になってしまう子どももいる，ということである．したがって，教師との面会を許可する場合でも，他の子どもの目には触れにくい面会室を利用するといった工夫が必要である．また，自分の所にも教師が面会に来るのではと不安になっている子どもには，「あなたが会いたくない人と，無理矢理面会させることはないから大丈夫だよ」と保証する．

　退院が間近に迫った終結期になると，原籍校との密接な連携が，きわめて大切になってくる．まず，現在の子どもの状態について説明し，退院後の学校での過ごし方について一緒に考えていく，という姿勢が大切である．というのは，連絡を怠ると，学校は「治って退院してくるのだから，普通に生活

できるはず」と考えてしまうことが，決して稀ではないからである。したがって，退院の目標と，学校生活の送り方は別の問題であることを理解してもらい，当面の学校生活の目標を一緒に設定していくことになる。ケースによっては，長期外泊をして，その間に試験的に通学し，目標とした過ごし方が可能かどうか試してみる場合もある。また，病状が改善して退院となっても，登校については当面見合わせることが望ましいケースもある。その場合には，学校にもそのことを理解してもらい，退院後も情報交換をおこないながら，子どもと学校とのかかわり方を模索していくことになる。

　さらに，病院内学級に入級していた中学3年生が秋以降に退院する時には，病院内学級と原籍校の間で，進路についての綿密な引き継ぎが必要となる。

　いずれにしても，退院した子どもを引き受ける学校は，その子どもへの対応について不安になっていることが多いので，主治医を中心に，病状や対応の仕方について，丁寧な助言をしていくことが求められる。

第2章 入院治療の経過と支援

本章では，入院治療の経過を，外来，導入期，作業期，終結期の4期に分け，それぞれの時期に子どもや保護者が取り組むべき課題や，治療スタッフの対応について述べる。また，最後に，中学校卒業後の進路をめぐる課題や，子どもや保護者への支援について付け加える。

1. 外来

　初診から入院に至るまでのプロセスは症例によってさまざまであり，類型化することは難しいが，大まかに分類すると表2-1のようになろうか。但し，子どもと保護者の気持ちが一致しているとは限らない。いや，むしろ，ずれているケースの方が多いように思う。ずれているケースとしては，保護者は，自宅で子どもを支えていくことが困難になって入院を希望しているが，子ども本人は拒否もしくは消極的である，という状況がほとんどを占める。また，開放病棟で入院治療をおこなっていると，子ども本人が行き詰まった状況を打開するために，家庭から距離を置いて入院することを決意しても，保護者が戸惑ったり消極的な姿勢を示す，ということがある。さらに，父親と母親

表2-1　入院する時の諸相

1）入院目的で紹介されてきた場合（症状や問題行動が深刻で緊急性が高いことが多い。また，紹介元から「過度の期待」を抱かされている場合もある） 　①本人も入院を希望している場合　　　　②本人は入院を拒否している場合
2）紹介ではないが初診時に症状や行動化が深刻で緊急入院を必要とする場合 　①本人も入院を希望している場合　　　　②本人は入院を拒否している場合
3）入院の適応となりそうだが外来で時間をかけられる場合
4）外来治療中に入院治療が適切と判断した場合
5）治療者は入院を想定していなかったが，本人が入院を希望した場合

で意見が一致しないこともある。

　いずれにしても主治医は，入院をめぐる子どもと保護者それぞれのさまざまな思いを汲みつつ，入院中や退院後の両者の関係性を視野に入れ，可能な限り両者の入院に対する気持ちを近づける工夫をしていく。そうした努力を積み重ねた上で，入院治療を導入しなければならない。というのも，虐待のケースで家庭以外の退院先を考える場合を除くと，退院後に子どもと保護者は再び「同居」することになるからである。これは当たり前のことなのだが，入院という事態に直面すると，子どもや保護者はそのことに思いをはせるゆとりがなくなってしまうことが多い。主治医が目の前の事態に対処することに追われ，両者の気持ちのずれを修正する努力を怠ると，導入期から終結期，さらには退院後も含めて，すべての時期にさまざまな形でそのつけがまわってくることになる。

　以下，子どもを入院に導入する際に，主治医や病棟スタッフが留意しておかなければならない事柄について述べる。

1) 初診時に入院の可能性について予測をしておく

　初診の時点で，今後その子どもを入院治療に導入することになりそうか否かを，ある程度予測して治療の道筋を考えておくことが大切である。精神病理，行動特性，対人関係の特徴，家庭の支持機能，親との心理的距離，学校や他のサポート資源，などを評価しながら，外来治療の方向性を定めていく。そして，何がうまくいかなかったら，あるいはどんな状況になったら入院治療に導入することになるか，導入する際には何を考慮しないといけないのか（経済的問題，本人あるいは保護者の抵抗，など）などについて，大まかに考えておくことが大切である。外来治療の経過中に，こうした評価を修正しながら，入院治療が必要になった時の下ごしらえをしておくと，入院への導入が比較的スムーズになる。

ミニ事例

▶▶ 子どもと保護者の気持ちのずれが入院治療に影響を及ぼしたケース ◀◀

中1女子のC子は元来おっとりした性格の子で、争いごとが嫌いで、親や教師の言うことに従う、いわゆる「いい子」であった。成績は中の上だったが、母親の勧めで、母親の出身校で、進学校の1つである私立中学を受験することになった。C子は、小学校4年生から塾に通い、深夜まで受験勉強をし、その中学校に合格した。しかし、入学して最初の校内テストで成績が下位だったことで、両親から叱責を受けた。また、友人たちの話題についていけず、次第に孤立感を強めていった。6月頃から頭痛や腹痛を訴え登校を渋るようになった。母親は小児科で「身体的に異常はない」と言われたことから登校を強く促し、本人はますます腹痛を訴え学校を休むという悪循環に陥り、当院を受診した。

初診時には、腹痛などの身体症状に加え、不眠、食欲低下、意欲低下、イライラ感などを認めた。その後も、母親が登校を促す→C子は腹痛を訴えたりイライラして母親に当たる→母親はますます叱責する、という悪循環が続いていた。ある日の外来で、C子が「学校には行けないし、学校に行かなくちゃっていうプレッシャーが強くて家にいるのもつらい。入院して休みたい」と入院を希望した。病棟見学後も決意は変わらなかった。一方母親は、「現実から逃げるだけでは何の解決にもならないし、休めば休むほど行けなくなるのでは」と入院には消極的であった。父親は「本人が希望するならそれも1つの方法では」と述べたが、母親が入院に反対すると、それ以上C子の入院を支持する発言はしなくなった。主治医は、このまま自宅にいても、上記のような悪循環が改善しそうもないこと、学校や家庭から一定の距離を置くことで心身のコンディションの回復をはかり、それから今後の生活を考えていく方法として、入院も1つの方法であることなどを説明したが、母親は納得しなかった。その夜、C子は母親ともめた後にリストカットし、結局は翌日、本人の希望で入院することになった。主治医が両親の意思を確認したところ、母親は不承不承という様子であった。

入院後、母親は面会に来ず、外泊にも「きちんと治してから帰ってきてほしい」と拒否的であった。その後、C子の中に母親から見捨てられる不安が高まり、入院から一週間後には退院を希望するようになった。両親も同意したため、そのまま退院となった。

しかし、退院後間もなく、入院前と同様の状態となった。主治医は、次の入院は、たとえ任意入院であっても、両親が入院治療を肯定的にとらえるようになるまでは待つことにし、外来で本人および親面接を重ねていった。約2カ月が経ったある日、両親から「これまで自分たちの体面などを気にして、子どもの立場に立ってあげられなかったと思う。お互い距離を置いて、C子が元気になることを優先しようということになったので、入院をお願いしたい」と申し出があった。C子も「入院して、今度は元気になって退院したい」と述べ、任意入院での入院となった。この2回目の入院では、面会や外泊などを親子で話し合って決めるなど、スムーズに事が運ぶようになり、治療も順調に展開した。

2-1

2）入院治療がイメージできるよう丁寧に説明する

　児童精神科での入院治療や病棟生活というのは，一般の人にはなかなかイメージしにくいものである。入院治療に従事している者にとっては，それが「日常」であるため，ついそのことを忘れがちである。しかし，入院を勧められた子どもや保護者にとって，児童精神科病棟とはどういうものか，入院治療とは何をするのか，日々どういう生活を送るのかなど，わからないことだらけなのである。例えば，入院中はずっとパジャマ姿で病室で過ごすものだと考えている子どもや保護者が少なからずいる。精神科医療に携わってきている我々からすれば，ちょっとびっくりすることなのだが，一般の感覚からすれば「病院に入院する」のであるから，「パジャマを着て病室で過ごす」というのは至極もっともなことなのである。

　このため，入院治療への導入を本格的に考慮した段階で，主治医は，入院治療の全体像を丁寧に説明したり，後述するような病棟の見学やオリエンテーションをおこなうなどして，子どもや親が入院生活をイメージできるよう支援していかなければならない。

　また，主治医は，入院のメリット（学校や地域，あるいは家庭から距離を置いて休養できる，外来とは異なり主治医が関わる時間が増える，24時間看護スタッフがおり，辛い時にはサポートできる，希望があれば院内学級を利用できる，など）やデメリット（保護者と離れて寂しくなることもある，家庭ほど自由な生活は送れない，24時間他人と生活することは結構しんどい，多くの子どもが入院しているので主治医や看護スタッフがつきっきりになれるわけではない，など）をはじめとした，子どもが入院を決意するための情報をできるだけ正確に伝えるように心がけなければならない。当然ながら，そのことは保護者にも伝えていく。

　それから，稀ではあるが，入院目的で紹介されたり，入院を経験した子どもや家族から勧められて受診したケースの中に，入院治療に過度の期待（すぐに治してくれる，いつでも話を聞いてくれる，自由に生活できる，など）を抱いている場合がある。こうした時には，上述したような説明を特に丁寧におこない，入院治療に対する膨らみすぎた期待を修正しておく必要がある。

3）子どもの中に入院に対する肯定的な気持ちが
　少しでも育つよう支援する

　子どもにとって，親元を離れてまったく知らない環境の中で入院生活を送り，自分の課題と取り組むことは，一大事業である．筆者は，この一大事業の成功は，外来で，あるいは入院経過中に，子どもの中に入院に対する肯定的な気持ち（「行き詰まった状況を打開するために入院してみよう」「入院が自分にとって必要なことだ」「病棟は自分にとって大切な場所だ」など）が，どのくらい育つかによるところが大きいと考えている．そう考えると，子ども自らが入院を決断し，実行できた時，子どもの治療，子どもの心理的成長は一歩も二歩も前に進んだことになる．入院を決断するプロセスが治療そのものである，ともいえる．したがって，主治医は，入院の提案を切り出すタイミング，言葉遣いや説明の仕方などに細心の注意を払い，子どもが入院に対する肯定的な気持ちを持てるように支援する必要がある．特に，開放病棟での入院治療を実践している臨床家にとって，このスキルは不可欠である．

　近年，日本児童青年精神医学会の倫理委員会では，子どもの同意能力について，議論が盛んにおこなわれている．筆者はこれまでの臨床経験から，入院治療の意義や具体的な内容および入院治療のメリット・デメリットをわかりやすく説明する，病棟見学をおこなう，退院できることを明確に保障する，といった作業を丁寧におこなうことで，小学校高学年以上の子ども（知的障害や解離・幻覚妄想などの混乱状態にない症例）であれば，任意入院は十分可能であり，このことに真摯に取り組むことが入院治療をおこなう臨床家の矜持であると考えている．

　こうした真摯な説明を疎かにして，子どもがしぶしぶ承諾して同意書にサインしたことを根拠に，閉鎖病棟へ任意入院とし，入院後子どもが「やっぱり帰る！」などと退院を求めたら医療保護入院に切り替える，といったやり方は論外である．

　また，入院を目的に他機関から紹介されてきた子どもに対して，即日入院とするかどうかは慎重に検討する必要がある．本人の入院に対する消極的な

気持ちが明確であり，かつ，症状の重篤さや家族の支持機能を評価した結果，即日入院でなくても何とか持ちこたえられると判断した場合には，消極的な子どもの気持ちを汲み，改めて入院治療の意義や病棟生活のガイダンスをおこない，治療者自身が入院のめやすを設定し直して，子どもと保護者に提示する。必要ならば，病棟見学もおこなう。このようにして，可能な限り，たとえそれが1日であっても，外来治療をおこなう期間を確保すべきである。この一連の作業は，「子どもの顔を立てる」という点できわめて重要な意味を持つ。こうした手順を踏んで入院治療に導入することで，たとえ入院時には明確な同意が得られず，医療保護入院となったとしても，子どもの中に「まあ仕方がないか」という程度に気持ちが和らぎ，入院後，子どもとの協働がしやすくなるものである。

このように，子どもの中に，入院という「チャレンジ」を選択しようという気持ちが育つように支持していく姿勢を，臨床家は常に忘れてはならない。

4) 病棟見学の意義を理解する

入院を切り出すタイミングと同時に，病棟見学を勧めるタイミングもまた重要である。当院では，入院している子どもの個人情報に留意したうえで，任意入院の子どもは全員，摂食障害など，その段階では入院に消極的で医療保護入院になりそうな子どもについても，可能な限り病棟を見学してもらっている。病棟見学を勧めるタイミングは，「子どもの中に入院を前向きに考える気持ちが少しでも出てきた時」を基本としている。主治医や家族の思いが先走り，子どもがまだ乗り気でないタイミングで見学してしまうと，建物，備品，他の子ども，スタッフなど，見るものすべてがネガティブに見えがちで，入院に尻込みしてしまうことにつながるからである。

病棟見学は，子どもと病棟の，いわば「お見合い」のようなもので，第一印象がきわめて大切である。したがって，見学に来た子どもが，「ここでやってみようかな」と感じられるような環境や雰囲気作りが重要となる。案内役となったスタッフは，穏やかに接し，病室や他の設備を見てもらいながら，

病棟生活の基本的な事柄をわかりやすく伝えていく。また，病棟にいる医師や看護スタッフが，穏やかで温かい雰囲気で入院している子どもたちと交流していたり，見学に来た子どもに挨拶をするといった心配りも大切である。このことは，初めて病棟を見る子どもが，事務的に案内をされ，近くを通ったスタッフが挨拶もしなかったり，他の子どもに強い口調で対応しているスタッフの姿を目にしたとき，病棟に対してどんな印象を抱くかを考えると，その差は明らかであろう。このように，見学時の対応や印象は極めて大切であり，筆者は，入院にやや消極的であった子どもが，見学の後に入院を決意したり，医療保護入院で入院せざるを得なかった子どもの抵抗感が随分と緩和されることを，しばしば経験している。

　また，病棟見学は，前述のような，入院治療に過度の期待をし，病棟生活を「楽園」のようにイメージしている子どもや保護者にとって，「脱錯覚」の役割を果たしてくれることにもなる。

　精神運動興奮状態や自殺未遂直後など，緊急性が高く，病棟見学などをおこなう状況にはない子どもも少なからずいるが，可能な限り病棟見学を治療的に用いるべきであると筆者は考えている。

5）保護者の気持ちを汲みつつ，子どものための入院となるよう支援する

　第4章で述べるように，我が子を児童精神科病棟に入院させざるをえなくなった保護者には，さまざまな感情が沸き起こる。ここでは外来での留意点について簡単に触れておきたい。

　まず，我が子を入院させることに対して，罪悪感を抱いている保護者によくみられることだが，付き添いを長時間求めるなど，子どもと離れることに不安や抵抗感を抱くことがある。また，小児科などに身体疾患で入院した場合には，長時間の面会は当たり前であるため，精神科ではなぜ違うのか，疑問に思う保護者がいても不自然なことではない。このような場合，外来の段階で，子どもを心配する保護者の気持ちを汲みながら，親子が一定の距離を

置くことの治療的意味について丁寧に説明し，理解を得ておく必要がある。

一方，子どもの示す症状や行動に保護者が辟易していて，入院すると「預けっぱなし」に近い状態になることが予測される保護者もいる。この場合には，それまでの労をねぎらいつつも，入院後の面会，主治医との面接，外泊，家族会への出席など，保護者に求められる役割と責任を明確に伝えておかなければならない。

6) 子どもにとって不本意な入院となる場合に心がけるべきこと

神経性無食欲症で体重減少が著しいが拒食や過活動などが止められない，深刻な自殺企図があり希死念慮が持続している，強迫行為に家族を巻き込み，思うように家族が応えられないと激しい家庭内暴力に至る，など，子どもが入院を拒否していても，医療保護入院の適応となり，入院治療に導入せざるを得ない症例も少なからず存在する。このように，子どもにとっては極めて不本意な入院となってしまう場合でも，入院治療の必要性やその内容，大まかな治療のゴールなどについて，時間をかけて丁寧に説明しなければならない。精神運動興奮状態が激しいなど，とても話を聴いてくれそうもないと思える状況であっても，子どもやスタッフの安全に留意しながら可能な範囲で努力すべきである。

たとえ，子どもに反発されたり罵倒されても，治療者が「これはあなたのための入院」であり，「罰のための入院」や「他者を守るための入院」ではないことを，揺るぎない態度で穏やかに伝えることが何より重要である。例えば拒食症の子どもには，「今は，あなた自身が自分の命を守ることができない状態なので，私たちがあなたの代わりに，あなたの命を守るために入院してもらいます」などと話をすることになる。それと併せて，意に反して入院させられることになったことへの怒りや，見知らぬ病棟に入院する不安など，子どもの気持ちを受け止め，理解を示すことも忘れてはならない（入院後も折に触れ取り扱う）。入院時のこうした丁寧なやり取りが，その後の治療の展開や子どもとの信頼関係の構築に大きく寄与していくのである。

保護者に対しては，子どもが，不本意な入院をさせられたことで，大人へ抱くさまざまな感情（怒り，恨み，など）を「一緒に」背負っていく覚悟を共有していくよう支持することも，主治医の重要な仕事である。間違っても「お父さん，お母さんの希望による入院です」と子どもに告げるなど，保護者だけに背負わせるようなことがあってはならない。

2. 導入期

1）入院初期の子どもの心性とスタッフの対応
①入院をめぐる子どもの気持ち
　子どもは，入院をめぐるさまざまな感情を抱きながら，病棟生活をスタートすることになる。地域や家庭などのストレス状況から距離が置けたことにともなう「安堵感」，行き詰まった状況を打開できるのではといった「期待感」など，入院に対する肯定的な感情も存在するが，同時に，程度はさまざまながら，以下に述べるような否定的な感情も渦巻いていることが多い。例えば，自分が学校や家庭でうまくやれなかったという「挫折感」，入院するなんてもう自分の将来はおしまいだといった「絶望感」，こんな事態になってしまって親に申し訳ないといった「罪悪感」，自分は悪い子・だめな子だから入院させられたといった「見捨てられ感」，などが挙げられる。さらに，親元を離れて，まったく知らない環境で生活することへの大きな「不安」も抱いている。

②スタッフの初期対応
　入院初期のスタッフの仕事としては，入院にまつわる子どもの気持ちを汲みつつ，彼らが病棟に留まって，それぞれの課題に取り組むことができるよう援助していくことが何よりも大切になる。特に，大きな不安を抱えた入院初日の夜のかかわりは，きわめて重要な意味を持っている。外来からかか

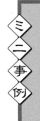

> ▶▶ 連携が不十分だったために
> ドロップアウトしてしまったケース ◀◀
>
> 中3の強迫性障害のD奈は，不潔恐怖，洗浄強迫を主症状とし，トイレ後の手洗いに30分，入浴には2時間ほどを要していた。また，中2から不登校の状態が続いていた。中学卒業後の生活を意識するようになったD奈は，「高校には行きたいと思っています。でもこのままでは無理なので，病気を治したい。家ではどうしても気が緩むというか甘えてしまって短くできないので，入院して治したいと思います」と入院を希望した。病棟の入浴時間は1人20分が原則だったが，いきなり時間内で済ませることは困難であることが明らかだったため，外来で話し合い，とりあえず40分からスタートすることで合意した。入院当日，主治医はその話し合った内容を，看護スタッフに明確に伝えることを怠った。当日担当になった看護師も，入浴に時間がかかる子であるという情報は得ていたが，主治医からの指示がなかったことと，主治医が外来中だったこともあって敢えて確認はせず，入院後のオリエンテーションで一般的な入浴の方法を説明した。D奈は，やや戸惑った表情を浮かべたものの「わかりました」と受け入れたが，その日は入浴しなかった。外来終了後，その事実を知った主治医が訪室し，連絡が不十分だったことを謝罪し，計画通り40分からスタートすることを提案した。しかしD奈は，やや硬い表情で「一度決まったことなのでやってみます」と述べた。翌日の面接でD奈は，「入浴時間が長くなるとみんなに迷惑がかかるので，やっぱり家で頑張ってみます」と退院した。

わってきた主治医は，新しく入院してきた子どもにとって唯一の「顔見知り」であることを自覚し，その子が何とか入院初日を乗り越えることができる見通しがつくまで病棟に留まる，などの配慮をしなければならない。また，看護スタッフも，入院初日の夜のかかわりの重要性を認識して，主治医と協力しながら入眠までのケアをおこなうことになる。

筆者は，子どもに初めて接する時の要点として，当院の看護スタッフに以下の内容をアドバイスしている。まず，「最初が肝心！ 第一印象が大事！」と強調し，「その場がほんわり温かい雰囲気になるように振る舞う」ことを基本コンセプトにしている。暖房器具でいえば，ほんのり部屋を暖めるオイルヒーターのイメージであろうか。そして，①マスクをとって笑顔を見せる，②不本意な入院などで，子どもがふてくされていてもきちんと挨拶をする，

などを推奨している。「ほどほどに温かい雰囲気で，ほどほどの距離をとって」接するのを基本とした上で，その子どもの症状，年齢，性別，行動および発達特性，入院に対する気持ちなどを考慮しながら，微調整することになる。子どもがスタッフに対して，「事務的な感じがする」「冷たそう」「放っておかれている」「見張られている気がする」「見下されている感じがする」「ぐいぐい近づいてくるので怖い」などと感じて不安にならないよう留意しなければならない。

③事前の情報収集

　子どもや保護者と初めて接するにあたり，子どもの症状，性格・行動特性，成育歴，現病歴，家族の状況など，入院時点で明らかになっている情報をしっかり把握し，事前に準備しておくことは当然のことであるが，実際には，全てのスタッフに周知するのはなかなか難しいことでもある。当院では，予定入院の場合には，外来主治医が，数日前までに，病棟スタッフに「これだけは知っておいてほしい」という内容（診断，入院までの経過，入院時の症状及び問題行動，家族の問題，短期および長期の治療目標，集団療法導入時の留意点，その他の留意点）を簡潔に書いた「入院時サマリー」を作成している。看護スタッフは，事前にこの入院時サマリーに目を通しておき，入院当日の朝，全職種が参加するカンファレンスで，外来主治医が概略を説明し，質疑応答をおこなうことで共通理解を図るようにしている。緊急入院の場合，情報がきわめて限られるが，外来主治医が最低限必要な情報（状態像や精神症状，入院への抵抗の強さ，興奮の度合い，告知後暴れるリスクの有無，親の不安の強さ，など）を外来看護師に伝え，外来看護師が病棟の責任者に連絡し（当院児童精神科は病棟看護師が外来にローテートして業務しているため連携しやすい），入院後に入院時サマリーを作成している。入院翌日等，既に入院している子どもにスタッフが初めて会う時は，「入院時サマリー」などの情報に加え，これまでかかわってきたスタッフから，入院後の様子も聴いて接するようにしている。

④枠組みの修正

　子どもの病態や心理状態によっては，病棟の基本的な枠組みを，現実的な範囲で柔軟に修正しなければならないことがある。例えば，入浴（強迫行為のために時間がかかる，1人でないと入れない）や食事（自室で食べたい），入眠時の対応（スタッフに付き添ってほしい）などが挙げられる。規定の枠組みでは病棟に留まれない子どももいるため，入院前から主治医と看護スタッフの間で十分に協議をおこない，修正点などを確認しておく必要がある。その連携が不十分だと，入院後に子どもが「話が違う」と混乱し，時にはドロップアウトしてしまうこともある。

⑤集団への導入

　入院してきた子どもたちが，病棟生活に適応するために，他児との交流や集団での治療プログラムへの参加に，いつ，どのように導入していくか，その際，スタッフがどのような介入をすべきか，などについて述べる。

　病棟生活への不安が強く，対人緊張の強い子どもや，抑うつ傾向のある子どもに対しては，「まず，病棟生活に慣れることを目標にしよう」，「休養して心身のコンディションを整えることを優先しよう」などと声をかけ，他児とは距離をおいて生活することを保証したり，プログラムやミーティングへの参加をしばらくは見合わせてよいことを伝える。摂食障害や強迫性障害など，自分の症状のことで「頭がいっぱい」の子どもにも，基本的には同様に対応する。すでに入院している子どもの中には，新たに入院してきた子どもに接近して，一緒に食事や散歩に誘う「新人キラー」の子どももいる。病棟生活に慣れるのを手伝ってくれる役割を果たしてくれる側面もあるが，「先輩」の誘いを断れず無理して付き合ってストレスになったり，時にはドロップアウトしてしまうこともある。したがって，スタッフは新たに入院した子どもの様子を観察し，場合によっては「先輩」と距離を置くようアドバイスするなどの介入をおこなう。「先輩」の子どもに対しても「今は少し一人の時間を大事にしてあげよう」などと介入する。

一方，入院にまつわるさまざまな不安は見せず，他児と「活発に」交流したり，前から入院している他児の「真似」をして，スタッフに反発して見せたりする子どもたちもいる。その中には「背伸び」しすぎて過剰適応的にふるまうタイプの子どもと，注意欠如・多動性障害や反応性愛着障害（脱抑制型）など，衝動コントロールが未熟なタイプの2群に大別されるようである。

　過剰適応的な子どもについては，「平気さ」の背後に「不安」や「繊細さ」があることを理解しておく。そして，他児との交流や治療プログラムへの参加において，無理して頑張りすぎているように見える時には，タイミングを見て，「ゆっくりやればいいよ」などと声をかけてみる。ルールの逸脱に関しては，よほど度を過ぎたものでなければ見守っていく。直面化を必要とする場合でも，その子どもに対してはおこなうのではなく，以前から入院している「古株」の子どもたちに向けて直面化し，その様子を見せる，など間接的な方法の方がよいであろう。

　衝動コントロールが未熟な子どもの場合には，「場を読む」ことや，「ほどほど」という感覚を理解することが困難なことが多いため，導入期から病棟生活のルールなどを明確に示して繰り返し説明していくほうがよい。

　このように，さまざまなタイプの子どもたちが入院してくるため，導入期には子どものタイプとその状況に合わせた対応を求められることになる。しかし，「何であの子はいいのに私はだめなの!?」などと追及されることもあり，説明に苦慮することもしばしばある。病棟のルールには，「基本的にすべての子どもが守らなければならないルール」と，主治医の判断で，「子どもの病状や状況に合わせて修正するルール」があることを，子どもたちに分かりやすく説明できるように準備しておくことも必要である。

⑥その他
　自らの意思で入院した任意入院であるにもかかわらず，前述したような入院にまつわる否定的な感情が背景にあり，入院初期に自傷行為や逸脱行動などの問題行動を繰り返す子どももいる。こうした時には，問題行動について

問題行動の背景に挫折感や見捨てられ感が読み取れたケース

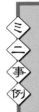

学校で深刻ないじめに遭い，自宅に引きこもる生活を続けていた中1のE雄は，母に依存的になる一方で，母が思うように動いてくれないと怒って暴力を振るうようになった。中2になって，母親にあたっているところを見かねた父親に激しく叱責されたことをきっかけに，今度は極端に母親と距離を置くようになり，父親ともまったく口をきかなくなった。両親も腫れ物に触るようにE雄と距離を置くばかりであった。

ある時，外来の面接でE雄は，以前に主治医が選択肢の1つとして提示していた，入院して院内学級に通級するという方法について話題にし，「入院しようと思う」と述べた。主治医は，E雄の表情が冴えないことが気にかかり，何度かその意思を確認したが答えは変わらなかった。また，「どんなところかも見てみないで決めるのもよくないから，まず，病棟見学をして，それでも決意が変わらないようだったらそうしよう」と病棟見学を勧めたが，「もう決めたので見学しなくても大丈夫です」と応じなかった。両親は，ほとんどかかわろうとしなくなったE雄に戸惑うばかりで，「本人が入院したいなら異論はありません」とむしろE雄と距離を置きたがっているように見えた。主治医としては，この時点で入院させるのはタイミングとして早すぎると感じたが，これ以上時間をかけるとE雄が痺れを切らして外来通院からドロップアウトしてしまうリスクが高いと判断し，E雄の入院希望を受け入れることにした。

入院後まもなく，E雄は，閉棟時刻を無視して帰棟が遅れたり，衝動コントロールの未熟な他児とともに，病棟のルールを逸脱した行動を繰り返すようになった。面接でそのことを取り上げると，「わかりました。気をつけます」と言うものの，行動が改善することはなかった。ある日の面接で，主治医が「入院してからの君の行動は，生活を立て直そうと本当に思って入院してきたとはとても思えないな。むしろ怒られることをして，退院させられたがっているように見えるよ」などと直面化した。当初はむっとした表情で無言だったE雄だが，しばらくするとぽろぽろと涙を流しながら「学校に行けなくなって世の中から乗り遅れたと思って自棄になっていた。父さんも母さんも僕なんかいない方がいいみたいだし」などと，挫折感や見捨てられ感を言語化していった。主治医は，「病棟は，自分が前進するために必要だと思って利用する所であって，自分がダメな奴だからといって入る所じゃないよ。家でやっていく方法だっていくらでもあるから，どちらのやり方でも応援するよ」などと返した。2, 3日考え込んでいたE雄は「いろいろ考えたけど，やっぱり家でやるよりここでやる方がいいと思う」と決意したため，主治医もそれを支持した。その後は，集団で「勢い余って」やり過ぎてスタッフに注意されることはあっても，入院初期のような逸脱行動はまったく認められなくなった。

2-3

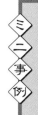

入院したことへの焦りから無理に食べようとして混乱したケース

神経性無食欲症の中1のF美は外来でも体重が減り続け，主治医がリミットとしてきた体重を切ってしまったため，本人も希望して入院となった。入院直後から，欠席日数が多くなることや学習の遅れを気にしており，「早く良くなって退院します」と，外来の時とはうって変わって食事を摂れるようになった。主治医は「当直は体重が減らない程度でいこう」「急に食べて気持ちの方は大丈夫かな？」などと言葉をかけたが，F美は「大丈夫です。増やしたいです」と言い，むしろ体重が増えないと「どうして食べてるのに増えないんだろう」とイライラした表情をみせることもあった。

その後，次第に体重が増加するようになった。当初は「やっと増えるようになってきました」と喜んでいたF美であったが，次第に筋トレなどの過活動や食事を残すといった行動が目立つようになっていった。ある日，病室でF美が大声で泣いている，と看護師から報告があり，主治医が訪室すると，「食べて体重増やして，早く学校に戻りたいのに，どうしても筋トレしないと気が済まない。ご飯も思わず捨てちゃって，後から死ぬほど後悔する。もうどうしていいかわかんない」と泣きながら語った。主治医は，気持ちが落ち着くのを待ってから，「あなたの中に，早く良くなって学校に戻りたいという気持ちと，でも食べられるようになったり体重が増えるのも怖いという2つの気持ちがあるのかもしれないね。どっちも本当の気持ちだけど，その2つの気持ちがぶつかってけんかしているから苦しいのかもしれないね。それと，今はあんまり早く良くなろうっていう気持ちを大事にし過ぎて無理に食べようとすると，反対の怖い気持ちも強くなってつらくなってしまうことも多いようだから，どっちの気持ちも大事にしながら，もう少しゆっくりのペースで前進していく方が，結果的にはスムーズにいくかもしれないね」などと返した。当初はこうしたコメントをなかなか受け入れられないF美だったが，何度か同様の話を繰り返していくうちに，混乱することは次第に減少し，ある時から「食事量を一度減らしてから少しずつ増やしてみようと思う」と自ら提案してきたため，主治医もそれを支持した。

2-4

取り扱いつつも，絶望感や見捨てられ感などの感情にも焦点をあてた面接や支援が必要となる。時には「今の君を見ていると，入院してここでやっていこうという気持ちを，もう一度見つめなおしてみたほうがいいように思えるよ」などと提案し，入院の仕切り直しを検討した方がよい場合もある。

他方，主治医の予想を超えて，治療が展開したように見える子どもの中に，挫折感や罪責感に耐えられず「無理矢理」治そうとしている場合もある。こうした時にも，挫折感などの感情に留意したうえで，「あんまりペースが速

すぎると，途中で疲れてしまって結局は遠回りになるから，気持ちがついていける程度にゆっくりやっていこう」などと，ほどほどにブレーキをかけてあげると，少しずつ肩の力が抜けてくるようになることが多い。ただ，それをすぐに受入れることはなかなか難しく，時間を要するものである。

2) 導入期における病棟スタッフのこころ構え

　ここでは，新しく入院してきた子どもたちを支える病棟スタッフ，特に看護スタッフの基本的なこころ構えについて述べる。

　導入期の治療や看護の目標は，端的にいえば，親元を離れ大きな不安を抱えて入院してきた子どもが，病棟という場を「これから自分が生きていく場」として受け入れ，スタッフを「頼りになる存在」と感じてくれること，といえるだろう。

　入院してくる子どもたちは，これまでの人生の中で，同年代の子どもたちや周囲の大人（子どもによっては家族も含む）などとの対人関係において，傷ついた体験を数多くしてきている。彼らは，入院したばかりの病棟で，自分に関わる大人たちがどんな人間かということにきわめて敏感で，極端に言えば「敵か味方か」といった視点で吟味していることすらある，ということを心に留めておく必要がある。

　したがって，導入期においてもっとも大切なことは，子どもが「この人は基本的に自分という存在を認めてくれる，自分を大切に考えてくれる，自分を受け止めてくれる」と感じられるような関係を築くことである。これまで傷ついた体験が多ければ多いほど，傷が深ければ深いほど，この関係を築くのに多大なエネルギーを要することになる。特に，反応性愛着障害の子どもたちは，このこと自体が治療の主たる目標となることも多い。いずれにしても，このことが子どもと治療的にかかわる際の大前提となるのである。そして，このような子どもとの信頼関係があってはじめて，叱ったり制限したり直面化することも治療的な意味を持ってくるのである。こうした関係を築けなければ，子どもとどうかかわってもうまくいかず，反発や萎縮，ドロップ

アウトなどさまざまな問題が出現することになる。

　もうひとつ重要なことは，入院後できるだけ早い段階で，子どもの症状や行動特性，対人関係の特徴などを，チームで協力して再評価することである。新患で即日入院となったり，外来治療の期間が短い症例では，入院時の情報が不十分なことも多いため，入院後も情報収集を継続して再評価をおこなうのが自然だが，外来治療の期間が長い症例の場合には，既に多くの情報があるため，それらを元に治療や看護の目標を設定することとなる。しかし，Columnでも述べたように，入院してみたら外来でイメージしていた子どもとは全然違っていた，ということがしばしばある。したがって，外来治療の経過が長い症例であっても，早い時期に再評価をおこない，治療の方向性を再確認したり，起こりうる問題を予測しておくことが重要である。当院では，昼のカンファレンスで，全ての子どもについて，入院後1～2週間の間に「治療・ケア計画」を作成する多職種ミーティングをおこなっている。その中で，現在の主な問題，ケアの方向性及び問題点，治療・ケアの短期および長期目標，家族及び本人の希望，集団療法時の留意点，教育に関する留意点，家族支援の留意点，他機関の連携などの観点から再評価をおこなっている。なお，このミーティングは子どもの病状の変化等に応じてその都度開催し，前回の計画に対する評価も含めて議論を重ねていくことにしている。

　保護者に対しては，第4章で述べるような入院にまつわる感情を念頭に置きながら，これまでの苦労をねぎらい，治療・支援の内容を丁寧に伝えていく。そして，保護者が「ここなら子どもを預けてもよさそうだな」，「子どもを大事にしてくれそうだな」といった病棟への信頼感・安心感が少しでも大きくなるように努めることが最優先になる。また，主治医，看護師，精神保健福祉士など，入院当初に保護者と接することの多い職種は，互いに協力して，できる限り早い時期に，保護者の特徴，家族の支援機能や精神力動など，家族に関する再評価をおこなう。そのうえで，保護者やその他の家族が取り組むべき課題を明確にしていくことも，この時期の重要な仕事である。

3. 作業期

　この時期は，子どもが自分の課題に本格的に取り組む時期である。

　病棟生活に少しずつ慣れ，病棟を当面の「自分の居場所」として認識し始めた子どもたちは，次第にその「素顔」を見せるようになる。それに伴って，精神病理，行動特性，対人関係のあり方，不安や怒りなどさまざまな感情への対処能力，親や同胞との葛藤など，取り組むべき課題が明確になってくる。また，転移と逆転移，治療的な退行，自傷や無断離院といった行動化などさまざまなことが生じるようになる。さらに，第3章で述べるようなスタッフの分裂が起きやすいのもこの時期である。したがって，治療スタッフは，カンファレンスなどを通して，その子どもに今何が起きているのかを共有したり，治療のゴールを視野に入れて当面の治療目標や対応を確認するといった，きめの細かいチームワークが必要となる。

　一方，集団に目を向けると，病棟生活に慣れた子どもたちの活動性が高まってくる時期でもある。それぞれの医療機関によって違いはあろうが，筆者の経験してきた3つの病院の児童精神科病棟では，中学3年生を中心に3月に退院する子どもが多かった。したがって，学年の変わり目が病棟の「一区切り」となるため，集団の活動性が高まるのは概ね6月以降であった。導入期では，対人緊張が強く，なかなか集団に加われなかった子どもたちも，次第に他児と交流できるようになる。活動性の高まった集団は，深夜まで起きていて騒いだり，門限を破るなど，大人の設定した枠組みや病棟のルールに挑戦したり反抗したりすることもある。その「中心的」な存在となるのは，前年度から入院していて上級生に「昇格」した子どもや，新入院でありながら過剰適応的な心性が優勢な子どもが多い。一方，衝動コントロールの未熟な子どもは「やりすぎ」て「突出した」存在になりがちである。こうした，子どもの集団と治療スタッフの間で起こる出来事とは別に，グループ間の対立やいじめなど，子ども同士のトラブルが顕在化してくることも多い。治療

スタッフは，個々の子どもの状態や集団力動を考慮しながら，時には見守ったり，時には直面化や制限をおこなったりしながら，個々の子どもにとって治療的，成長促進的な対応をしていくことを求められる。さらに，摂食障害や強迫性障害など，活動的な集団から距離を置いている子どもたちに対しては，自分の課題に取り組めるような配慮や，「彼らなり」の集団への参加を支援することも大切である。また，統合失調症の子どもなど，「安全感」「安心感」を絶えず必要としている子どもたちへの配慮も重要である。

このように，作業期において，治療スタッフは，「個々の子どもの治療段階」と「集団力動」の両面を評価しながら，次の終結期を視野に入れた対応を求められる。

また，作業期は，保護者の支援や，同胞などを含む家族全体への介入も本格化する時期である。導入期で明らかになった家族の課題を，子どもとの面接や親面接，時には合同面接で取り扱っていく。外泊をするようになった子どもについては，外泊の目標を共有し，帰院後に振り返り，次回の目標を設定する，といった作業をおこなうことになる。

4．終結期

この時期は，いわば入院治療の総仕上げの時期である。主治医や看護スタッフは，子どもの症状の改善や，対処能力及び対人関係能力の向上，家族関係の改善，家族の支持機能の向上など，さまざまな側面から評価をおこない，子どもや保護者と退院に向けた準備をスタートさせることになる。

子どもとは，入院に至った自身の課題について振り返ったり，現在の自分の状態について一緒に評価したり，退院後の生活のイメージを話し合ったりする機会が増えることになる。保護者とも同様の内容が面接の主体となる。また，入院が長期になった子どもにとっては，退院は家族との「同居」が再

開することを意味しており，外泊も同居の「練習」といった意味合いが強くなる。退院後，原籍校への登校を希望する症例では，原籍校の教師たちとの綿密なミーティングをおこない，長期外泊の中で試験登校を試み，その様子を評価しながら学校生活の過ごし方を計画していく。適応指導教室やデイケアなど，学校以外の活動の場に導入する症例も多く，その場合には，利用先のスタッフとの間で，学校と同様の連携をおこなうことになる。当面は自宅での生活から始める子どももおり，その場合には，自宅での過ごし方を子どもや保護者と話し合い，原籍校の担任等の理解を得られるよう説明していくことになる。また，院内学級に所属して「卒業」まで入院を継続することを選択した子どもは，後述のような「進路選択」という大きな仕事も合わせておこなうことになる。さらに，子ども本人は退院できる状態まで改善したが，保護者の養育機能が著しく低下した状態が続いており，自宅には「帰せない」と判断する場合もある。子ども自身が「家には帰りたくない」と明確に言語化することもある。こうした場合には，児童相談所と密に連携し，里親委託や児童養護施設などへの入所も検討しなければならない。

　こうした終結期のプロセスの中で，子どもたちはさまざまな姿を見せる。子どもたちの中には，病棟で「同じ釜の飯を食った」仲間と，将来について語り合ったり，別れを惜しんで深夜まで話し込む，といった姿を見せる子もいる。こうした子どもたちは，治療スタッフとも，これまでとは違い，「じっくりと」「しみじみと」「真剣な」話をするようになることが多いようである。他方，退院の準備を始めたものの，退院後の生活への不安が高まって不安定になったり，退院を「尻込み」するようになる子どももいる。これとは逆に，主治医や看護スタッフが必要と考えている終結期の課題には目を向けようとせず，退院を「急ごう」とする子どももいる。

　保護者の方も，退院をめぐって，子どもと同様に，期待や不安，尻込みや急ぎ過ぎ，などさまざまな姿を呈する。そして，入院の時と同様に，子どもと保護者の間で退院をめぐって「ずれ」が生じている場合も少なくない。

　治療スタッフは，子どもや保護者の退院をめぐるさまざまな感情を汲みな

がら，両者のずれを修正し，終結期の課題に取り組むことを支持していく。また，家庭を訪問して実際の生活状況を再確認したり，退院後の生活のアドバイスをおこなったり，学校や地域の関係機関と密接に連携しながら，環境調整をおこなっていく。これらを同時進行でおこないながら，子どもが病棟から「外の世界」に踏み出していくことを支援することになる。

5. 進路選択をめぐって

　院内学級や訪問教育を有する児童精神科病棟の場合，院内教育施設に通級しながら中学3年の終わりまで入院し，3月に「卒業・退院」していく子どもや保護者は，進路選択というもう1つの課題と取り組むことになる。したがって，スタッフも，主治医，教師，看護スタッフ，精神保健福祉士などの多職種が連携し，きめ細かくサポートしていかなければならない。ケースによっては，進路選択そのものが終結期の主要なテーマになることもある。

　さて，進路選択をめぐって，子どもや保護者は実にさまざまな様子を見せる。経過や組み合わせも考えると，類型化することはとても不可能だが，筆者のこれまでの経験からよくみられる子どもや親のタイプを表2-2，表2-3のように列挙してみた。

　以下，進路選択をめぐって治療スタッフが留意すべきことについて，その要点を述べる。
1）子どもが，中学卒業後の生活についてどんなイメージを持っているのか，その時々で把握しておき，スタッフ間で共有しておく。
2）子どもや保護者によって，進路選択の方向性やスピードは多様であり，画一的な進路指導ではなく「オーダーメイド」の支援が必要であることを心に留めておく。

表 2-2 進路をめぐる子どものタイプ

1) 堅実型……自分の置かれた状況をしっかり見つめ着実に努力し現実的な選択ができる
2) フライング型……4月当初から（あるいはそれ以前からのことも）「今年は受験だ！」という意識が強く，周囲から見ると先走っているように見える
   ①飛ばし過ぎ／息切れ型　　②焦り／空回り型
3) 乖離型……理想と現実のギャップが大きく，現状を受け入れられない。時には公立受験のために「無理矢理」原籍校に戻ろうとすることもある
   ①飛ばし過ぎ／おちこみ型　　②焦り／空回り型
4) 安易型……あまり深く考えずに「先輩」が入学した学校を早々と選択したり，教師や主治医や親に任せっきりの態度をとったりする
5) 回避型……受験の話題を避け，教師や主治医の進路に関する面談を拒否したり，「おれはどうせ高校行かないから」とうそぶいたりする。入試や通学への不安など自信のなさがその背景に存在することが多い
6) 困惑型……卒業後の生活をイメージすることができず，身動きが取れないタイプ。能力的な問題が関与していることも多い
7) 自暴自棄／絶望型……学力・対人関係能力・経済力・家庭環境などさまざまな理由から，卒業後の進路の見通しが立たず，「どうでもいい」「どうせ無理だし」などやけになったり落ち込んだりする。行動化に注意が必要
8) 就職志向型……「自分には学校生活は合っていない」ことを自覚し，自らアルバイトや就職などの選択をする
9) モラトリアム型……病状などにより3月までに具体的な進路の準備ができず，とりあえず中学を卒業する。通信制に籍だけ置く子や「留年」して中学3年に留まる子どももここに含まれる。主治医から提案することもある

注) 複合型も多い。また時期によって変化することもしばしば認められる

3) 子どもや保護者と進路について話し合ったり直面化する「窓口」は，教師が基本となるが，子どもの病状や保護者のパーソナリティによっては，主治医が主な窓口になった方がよい場合もある。いずれにしても，主治医と教師の間の密な連携がきわめて大切となる。
4) 子どもの特徴，子どもの能力（学力や対人関係能力など），保護者の特徴，

表 2-3　進路をめぐる親のタイプ

1） 堅実型……子どもの学力や対人関係能力，家族の状況などをきちんと受け止め，主治医や教師とも連携し，現実的な選択ができる
2） フライング型……4月当初から「今年は受験でしょ！」と必要以上に子どもにプレッシャーをかける。それに影響されて子どもフライング型に染まっていく場合や，反発して回避型になる場合がある。また，困惑型の子どもはますます動けなくなる
3） 乖離・押し付け型……「普通高校に行かないと将来がない」「そんな学校は高校ではない」「その学校では大学には行けない」など，一見常識的に見えるが，子どもの現実の姿との間に大きな隔たりがある。子どもが現実的な選択をしようとしても，親の価値観を一方的に押し付ける傾向にある。時には公立受験のために「無理矢理」原籍校に戻ることをすすめたり，「特別支援学校卒業では将来に傷がつく」と卒業時に原籍校に籍を移そうとすることもある
4） おまかせ型……子どもや親同士で真剣に話し合うことができず，教師や主治医に任せっきりの態度をとる。家族が機能していなかったり，親自身が自分のことで精いっぱいで「子どものことどころではない」こともある
5） 困惑型……子どもの病状や能力，経済状況などから子どもの進路をどうしていいか分からなくなってしまうタイプ。親自身の能力的な問題が関与していることもある

注）複合型も多い。また時期によって変化することもある

　　　養育能力，経済状況を含む家庭環境などを評価し，支援の方向性をスタッフ間で絶えず確認する。
5） 子どもの進路にまつわるさまざまな気持ちを汲み，葛藤を取り扱い，子どもが現実的な進路を能動的に選択できるよう支援する。
6） 保護者の中にある，進路や将来にまつわる不安を汲み，保護者が子どもと向き合って進路について話し合うことや，子どもが主体的に選択した進路を支持していけるよう支援する。
7） 進路選択の目標は「合格する学校を選ぶこと」ではなく，「自分らしく，細く長く通い続けられる学校を選ぶこと」であることを，子どもや保

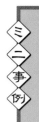

▶▶本人が普通高校の進学にこだわり退院を急いで行き詰まったケース

社交不安障害，抑うつ状態で中2の夏に入院してきたG江は，病棟生活の中で少しずつスタッフや他児とも交流できるようになり，秋からは院内学級にも通級するようになった。G江は，公立高校の普通科への進学を希望し，「そのためには中3の4月から地元の学校に戻らないといけないので3月に退院したい」と話すようになった。主治医は，対人緊張が強い今の段階では，病棟や院内学級では何とか生活できても，原籍校への通学は困難であろうと判断した。両親も同意見であった。しかし，G江の決意は変わらなかったため，「中2の終わりか中3の始めに原籍校に『体験通学』をしてみて，やっていけそうだったら退院しよう」と提案した。しかし，G江は「中2のクラスには入りにくいし，中3の最初からの方がやっていけそう」と体験通学にも消極的であった。両親とも話し合い，今回はG江の考えた方法を支持し，その後の経過を見ながら対応していくこととし，3月に退院となった。

G江は，4月から，かなり緊張しながらも原籍校への通学を開始した。下校後は疲れ切った様子で，両親が「あまり無理しなくてもいいんじゃないかな」と声をかけても「ここで休んだら高校へ行けなくなるから」と受け入れなかった。主治医も「細く長く続けることが大切だから，自分のコンディションに合わせて，時には休養する勇気も大切だよ」と休息をとることを支持していったが，塾にも通うなど，明らかに頑張り過ぎの状態が続いた。その後も状況は改善せず，休めずに無理をして登校する日々が続いたが，6月の修学旅行を前に，「もう無理」と再び不登校状態となった。再び行けなくなった事実に落ち込んだG江は，しばらく外来にも顔を出せなくなっていたが，夏休みになった8月に久しぶりに外来を受診した。主治医は「いろいろ大変だったね。よく外来に来てくれたね」と労をねぎらった。G江は「やっぱり先生の言うとおり，いきなりは無理だったみたい。夏休み中に今後のことをもう一度考えてみたい」と述べたため，主治医もそれを支持した。その後の面接の中で，G江は，病棟と院内学級を卒業まで利用し，その中で行ける高校に進学することを決意した。9月に再入院し，病棟生活を送る中で，単位制の高校への進学を決め，3月に退院していった。高校生活は，1年の6月に一時心身の疲れがピークとなり，ピンチとなったが，3日ほど「休養」し，その後は「細く長くですもんね」と外来で確認しながら，学校生活を送っている。

2-5

護者に伝えていく。

8) すべての子どもたちが高校進学を選択するわけではない。「自分には学校生活は向いていない」，「仕事をする方が自分らしく生きられる」など，アルバイトや就職といった選択をする子どももいる。彼らには，

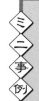

▶▶ 親が本人の状態を受け入れられず，普通高校への進学にこだわったケース ◀◀

不登校による引きこもりと強迫症状（字を何度も書き直す，1つ1つの行動に時間がかかるなど）により入院した中2のH男は，強迫症状が改善した段階で施行した知能検査で，軽度の精神遅滞であることが明らかになった。これまで学校で指摘されたこともなく，検査も初めてだったこともあって，両親，特に母親はなかなかその事実を受け入れることができなかった。院内学級にも通級していたH男は，中3の秋から本格的な進路の相談をすることになった。主治医や教師は，H男にとっては，負担感が少なくて自立に向けた支援もしてくれる特別支援学校への進学を勧めた。不登校児を対象とした高校も含めて複数の学校を見学したH男は，特別支援学校が一番通いやすいと感じたようであった。しかし，母親は，「特別支援学校ではH男の将来がなくなる」と反対し，H男には不登校の子どもを受け入れる高校への進学を勧めた。その後，H男もその高校を希望するようになったため，主治医も教師も通学は難しいと感じたが，両親の強い希望に押し切られた形で高校に進学することになり，卒業・退院していった。

高校進学後，H男は6月頃から登校を渋り始めた。母親が登校を促すとこれまでの従順な態度とはうって変わり，反抗的な態度を見せるようになった。7月からは不登校となり，自宅に引きこもりがちの生活になった。外来では，「みんなについていけません。いろいろからかわれるし」などと不登校の理由を語った。母親もH男の様子を見て「やはり先生方の言う通り，H男にとっては負担だったのかもしれません」と少しずつ現実を受け入れられるようになっていった。その後，学校とも相談し，翌年に特別支援学校へ進学することになった。

2-6

自分が進学しないことに対して劣等感を抱かないよう，「仕事」という選択も立派な進路の1つであることを伝えていかなければならない。また，重症の強迫性障害や統合失調症の子どもなど，病状のために退院後しばらくは自宅での生活が中心になる子どももいる。こうした子どもには，今は自宅でゆっくりすることが大切な仕事であることを伝えていく。また，どこにも所属しないことに不安を覚えている子どもには，たとえスクーリングに通える見込みはなくても，通信制の高校に籍を置くことを勧める場合もある。このように，「進学しない・進学できない」子どもへの配慮も大切である。

9) 子どもたちは，入院前に何らかの家族との葛藤を抱えていることが多

い。退院は，病棟という「逃げ場」がなくなる生活が始まることを意味してもいる。したがって，ケースによっては，中学卒業の段階で「別居」の選択が必要となる場合があり，寮のある学校などが選択肢になることがある。また，虐待が明らかになったケースでは，卒業後の進路を考え，早目に児童養護施設への入所を進めなければならないこともある。

10) 入院前に不登校を伴っていた子どもたちに往々にして認められることだが，退院後に新しい環境での生活をスタートさせた当初は，不安感や緊張感（大丈夫かな，今度は失敗したくない，など），達成感（登校できた，など）などの気持ちが渦巻いており，再び不登校に陥ることへの不安も重なって「休めない」で頑張ってしまいがちになる。つまり，ついつい「120％」の力を出し続けてしまい，遅かれ早かれ心身の疲労が蓄積して，行き詰まりかける時が来るものである。主治医や教師，看護スタッフは，こうした過剰適応のメカニズムをよく知っておく必要があり，入院治療のまとめの時期には，主治医が，子どもや保護者にガイダンスをおこなうことが重要である。

第3章

治療スタッフ

本章では，治療スタッフ（以下スタッフ）に求められる役割や，スタッフ側に生じるさまざまな感情や葛藤，看護体制やチーム医療の在り方，さらには，スタッフの分裂とその対処法などについて述べる。

1. 治療スタッフに求められる役割と基本姿勢

　児童精神科の入院治療に携わるスタッフは，実にさまざまな役割を求められる。それぞれの職種によって，その専門的役割は異なるが，子どもを抱え，育てるという観点に立った時には共通する要素も多い。以下，筆者がスタッフの役割や基本的な姿勢として大切だと考えている事柄について述べる。

1）子どもと保護者の両者の立場に立てる

　我々スタッフは，「一応」大人であるため，つい大人の視点で子どもの話を聞いたり，対処法を考えがちである。しかし，それだけでは，子どもの内的世界を理解することは難しい。子どものこころの中にどのような苦しさや不安があるのか，子どもの目に，外の世界はどのように映っているのか，といったように，子どもの視点に立って考えて初めて，その子どもの苦悩や葛藤に共感できるのである。また，子どもの視点に立って寄り添う一方で，親の苦悩や葛藤（自責感や失望感など）に共感する姿勢も求められる。難しいのは，親子の葛藤が顕在化していて，気持ちがすれ違っていたり，対立している場合である。こうした時に，スタッフは，つい子どもの側に立ちやすいものである。特に，経験の浅い，熱心で真面目な主治医や受け持ち看護師などは，こうしたポジションに立ちやすい。そのため，親との関係がうまくいかなくなり，ひいては入院治療そのものに影響を及ぼすことがあるので，特に気をつけなければならない。いずれにしても，スタッフには，子どもと親の両者の立場に立てる柔軟さとバランス感覚が必要とされている。

2）子どもの伴走者となる

　スタッフにとって，子どもが入院生活の中でさまざまな課題に取り組み，心理的に少しずつ成長していくためには，子どもの伴走者となることも大切な役割である。伴走者とは，メガホンを片手に自転車に乗って併走しながら，マラソンランナーを励ましたり，ペースの配分を指示したりする「コーチ」のようなイメージである。子どもに寄り添い，ちょっとした問題の改善や成長を，こころから褒めたり一緒に喜ぶ，といったことがスタッフには求められている。

3）子どもが向ける感情を，ゆとりをもって受けて立てる
　子どもの成長に胸を貸す

　子どもは，入院経過中にさまざまな感情をスタッフに向ける。甘えや依存，理想化などの陽性感情を向ける子ども，大人を信用できず，反発や脱価値化などの陰性感情を向ける子ども，甘えたくても素直な甘え方ができずに攻撃的感情を向ける子どもなど，実にさまざまである。それらは，子どもの精神病理や転移（第5章，P.140 Column 参照），スタッフとの相性など，さまざまな要因が絡みあって出現している。また，対人関係のスキル，感情のコントロール，日常生活能力などが未熟な子どもも多く，入院中にさまざまなスキルを身につける（ハビリテーション）支援が必要である。

　したがって，治療スタッフは，一人のプロとして，治療チームとして，子どもが向ける感情を冷静に分析し，ゆとりを持って受け止め，治療的に返すことが常に求められている。それと同時に，子どもが成長を遂げたり，さまざまなスキルを獲得するための「練習相手」として，胸を貸す覚悟を持たなければならない。

4）度が過ぎたときに直面化することができる

　第2章で述べたように，入院経過中の子どもたちは，個人で，あるいは集団で，スタッフが設定した枠組みやルールに挑戦したり，羽目をはずしたり，さまざまな問題行動を起こす。さらには，子ども同士のトラブルも出現する。

これらに対して治療的に直面化や制限が必要であると判断した場合，スタッフは，「物事には限度がある」ことや「その行為を認めるわけにはいかない」ことを，毅然とした態度で伝えなければならない。もちろん，それ以前に，子どもと信頼関係を築けていることが前提であるのは言うまでもない。子どもたちは，信頼しているスタッフに，真剣な表情や毅然とした態度で直面されると，いつもと違うスタッフの姿にちょっとびっくりしながらも，その言葉に耳を傾けてくれることが多い。

5）遊び心を持っている

　子どもと日常的にかかわる仕事をする大人には，いわゆる遊び心を持っていることが必要であろう。それは，児童精神科の入院治療に携わるスタッフにおいても例外ではない。退行して子どもと一緒に遊んだり，子どもたちが知らないような遊びを「先輩」として教えたり，ラウンドや，検温，与薬，配膳などのルーチンワークの際に，ちょっとしたユーモアを交えて接したり，といったスタッフのふるまいは，子どもがスタッフに親近感を抱く大切な要素となる。また，治療目標やルールを掲示したりする際にも，イラストや吹き出しを入れたりといった工夫をすることで，無味乾燥なものになるのを和らげる効果があることは，想像に難くないであろう。さらに，真面目過ぎる子どもには，ほどほどに遊び心を持っているスタッフの存在はいいモデルになるであろうし，衝動コントロールが未熟でやりすぎてしまう子どもには，一緒に遊びながら，「このくらいまでが限度だよ」と教えることもできる。

6）子どもたちの「モデル」として存在する

　モデルといっても，子どもにとって，理想的な人間として存在することだけを意味しているわけではない。もちろん，「僕も（私も）あんなふうな大人になりたいな」と子どもが思うような存在であることにも一定の意味がある。ただし，子どもがとても到達できないような「立派過ぎる」存在になっていないか，自分のふるまいについてモニターする必要がある（たいていは子ど

もに見抜かれているものだが）。

　筆者が大切だと考えている「モデル」の役割の1つに，子どもたちからみて「あんまり立派じゃなくても，何とかやっていけるものなんだな」と思えるような存在でいることがある。というのは，入院している子どもたちは，さまざまな挫折体験やトラウマなどにより，自尊感情が低く，「自分なんか大人になっても，やっていけないのではないか」などと考えていることも多い。そういう思いを抱えている子どもにとって，寄り添うスタッフたちが「こんな私でも何とか世の中でやっていけているよ」というように，モデルとして目の前に存在している意義は大きいと思う。また，完全主義的な子どもにとっては，「ほどほどに適当でも生きていける」モデルとして存在することにも，大きな意味があるであろう。ただし，子どもたちに「あんな大人にだけはなりたくない」「あんなにだらしないなんて許せない」と思われてしまっては，モデルになるどころか，信頼関係すら築けなくなってしまうので，何事もほどほどが大切である。

2. 治療スタッフが体験すること

　入院治療のように，子どもや保護者と深くかかわる状況の中で，スタッフは，さまざまな内的体験をする。その主なものとしては以下のようなものがある。

1）自分の性格や行動上の特徴と直面する

　さまざまな病理を持った子どもと，病棟という日常的な場でかかわる仕事をしていると，スタッフは，自分自身の性格や行動特性と直面させられることになる。

　そのことを説明するために，まず，読者の皆さん自身が，医療関係者では

なく，"一般人"として，身体疾患のために内科に入院した，という状況を想像していただきたい。担当医は，どうみても30歳そこそこで，頼りなく見えるにもかかわらず権威的にふるまい，こちらが診断や治療法，予想される入院期間などについて質問すると，「さっきの説明では不満なわけ？」と言わんばかりに，不機嫌そうに説明を繰り返しただけで帰ってしまった。訪室してくれた看護師さんの対応もぶっきらぼうで，「痛みはどうですか？」などとこちらを気遣う言葉かけもなく，検温などを事務的におこなって部屋を出て行ってしまった。こんなとき皆さんはどうふるまうであろうか。入院早々，担当医や看護師に「あなた方の患者に対する接し方はなっていない」などと，苦言を呈したり注意をする人は少ないであろう。医師や看護師の対応に不満を抱いても，身内などに愚痴をこぼしたりしながら，当面は「我慢して」様子を見る人が多いのではないだろうか。これと同じ現象を，成人の精神科病棟でもしばしば見かける。医師や看護師が，配慮の足りない発言やふるまいをしても，成人の患者は，怒りもせず黙っておられることが多い。

　このように，スタッフが未熟な対応をしたとしても，対象が成人の患者である場合は，相手が「大人」なので，我慢してもらえることが多く，スタッフ側の課題は患者の中に「吸収」されて見えなくなりやすい。これに対し，子どもは，スタッフの姿をそのまま映し出す「鏡」のようであり，スタッフは，自分自身の課題を直視せざるをえなくなる。スタッフが配慮に欠けた対応をすれば，子どもは不安定になったり，怒ったり，反発したり，行動化を起こしたり，といったように即座に反応する。「怒りっぽい」，「気が短い」，「いい加減」，「話を聞いてくれない」，「冷たい」，「優柔不断」，「厳しすぎる」，「細かすぎる」などと，直接スタッフを非難することもあるし，病棟医や師長に訴えることもある。その一方で，別のスタッフには，「優しい」，「話を聞いてくれる」，「頼りになる」といった肯定的な評価を率直に口にするため，否定的な評価をされたスタッフは，ますます自分の課題を突きつけられたような思いに駆られる。

　このような「子どもとの交流を通して，自分の長所や欠点を見つめること」

を，臨床家の通る道と受け止めて精進していくのか，それとも，つらすぎてやっていけないと感じるのかが，児童精神科の入院治療に携わり続けることができるか否かの分岐点のように思える。

2) 自分の子ども時代の葛藤を再体験する

　入院している子どもたちに寄り添い，彼らの苦悩に耳を傾けたり，さまざまな課題のある家族を支援していると，スタッフの側に，好むと好まざるとにかかわらず，しばしば自分の子ども時代の記憶が蘇ることがある。大人になってからは，まったく思い出すことのなかった子どもの頃の記憶が，児童精神科の臨床に携わるようになってから，ある日突然想起された，という話もよく耳にする。そして，その多くは，依存や自立をめぐる親との葛藤，同胞との葛藤，いじめなど仲間とのつらい体験，学習や部活動に関する挫折体験，恋愛をめぐる挫折やトラブルといった，思い出すと心が揺さぶられたり，切なくなる内容である。時には，想起した体験に囚われて，職場の人間関係に敏感になったり，親との葛藤が再燃するなど，現在の生活に影響を及ぼすこともある。

3) 親としての自分の葛藤が重ね合わさる

　家庭を持ち，子育ての真っ最中であるスタッフにとっては，親としての役割をめぐる自分自身の葛藤が重なることがある。さまざまな感情を向ける子どもと病棟で付き合い，さまざまな課題を持った家族と交流していくうちに，自分の家庭が抱える課題や，親としての自分自身の力量といったものを，否が応でも見つめさせられることになる。葛藤とまではいかなくても，病棟で子どもと付き合い，自宅に帰ってからは我が子と付き合う，というのは結構しんどいものである。

　例えば，我が子が中学3年生の時には，「治療者」と「親」という二足の草鞋を履きながら，病棟と自宅というそれぞれの場所で，子どもたちの進路に頭を悩ませることになる。当然のことながら，病棟の子どもと我が子の合

格発表を,同じ日に迎えることになり,この発表当日のスタッフの胸の内は,容易にお察しいただけるだろう。

　また,乳幼児期の子どもを抱えるスタッフの中には,自分の子育てに必要以上に神経質になる人もいる。さらに,親になる以前の若いスタッフには,「子育てがこんなに大変だとは思わなかった。親になるのが怖くなった」など,親になることへの不安感や消極的な気持ちが生じることもある。

　以上,子どもや保護者とかかわる中で,スタッフ側に生じやすい内的体験について述べた。子どもや保護者との関わる上で,これらを意識できないとすれば,どこかで自分を見つめることを避けているか,あるいは否認しているということになり,治療に関与するスタッフとしては,柔軟さや謙虚さに欠けるといわざるを得ない。それとは逆に,子どもや保護者とかかわることで,「自分はスタッフとして失格だ」と自責的になり過ぎたり,自分の葛藤に圧倒されてしまっては,治療や看護どころではなくなってしまう。したがってスタッフには,「自分を見つめることができる謙虚さや柔軟さ」と「自分を見つめても不安定にならない健康さ」が必要となる。

3. 看護体制をめぐって

　第1章で述べたように,看護スタッフの日々の関わりは,入院治療の中核的な役割を果たしている。したがって,看護体制が機能しているかどうかは,その病棟の力量を左右する,きわめて重要なポイントの1つである。ここでは,筆者が看護スタッフとともに試行錯誤してきた経験を基に,看護体制を構築する際に大切だと考えている事柄について述べる。

①看護体制の長所と短所を意識する
　特定の看護体制が絶対的に正しいということはないし，どの看護体制にも，必ず長所と短所が混在している，ということを認識しておかなければならない。これは，看護体制に限らず，あらゆる組織のシステム，さらには，サッカーなどスポーツのフォーメーションにも共通して言えることである。したがって，どの看護体制を採用するとしても，長所を生かし，短所が顕在化しないような工夫が求められる。

②修正を重ねる
　現在採用している看護体制を絶対視せず，その時々の子どもたちの病状やスタッフの力量などに応じて，柔軟に修正していかなければならない。つまり，看護師長が中心となって（病棟医など医師集団も加わる方がよい），現在採用している看護体制が，今の病棟で，もっとも機能的でかつ子どもにとって有益な体制になっているかどうかを常にチェックし，必要に応じて修正を重ねていく姿勢が求められる。

　では，プライマリー・ナーシングを例に挙げながら，このことについて考えてみよう。
　現在，児童精神科に限らず，多くの医療機関や診療科がプライマリー・ナーシングを採用していると思われる。この方式では，プライマリー・ナース（以下，プライマリーと略す）が，1人の患者の看護に責任を持ち，情報を詳細に把握してアセスメントをおこない，看護計画を作成し，実際にケアを提供する看護師へ適切な指示やアドバイスをすることになっている。つまり，このシステムには，看護師の1人1人が，責任を持って受け持ち患者に深くかかわり，治療や看護を展開できる，といった長所がある。そのほかにもさまざまな長所があるため，多くの病院がこの方式を採用しているのであろう。しかし，筆者は，この方式は，前述のような長所がある一方で，気をつけないと以下のような短所が顔を出す危険性を秘めていると考えている。

まず，子どもとプライマリーの関係が緊密になるため，過度の依存や抱え込みなどの現象がおきやすく，巻き込みの激しいケースや，なかなか治療が展開しない重症のケースなどでは，プライマリーの負担感が増す。こうした現象が顕著となると，子どもと，プライマリー以外の看護師との関係が希薄になりやすく，子どもとプライマリーの関係性がさらに緊密となる，という悪循環に陥るリスクが高まることになる。次に，看護スタッフは，3交替制など勤務日や時間帯が不規則であり，プライマリーがいる時といない時とで，その子どもに同等の看護を提供することが困難な場合がある。そして，準夜帯のように勤務者が少なく，しかも忙しい時間帯に，担当の子どもとの関わりが多くなり過ぎると，他児のケアがおろそかになるリスクがある。また，子どもと看護師の相性がよくない場合，すぐにプライマリーを変更するわけにもいかず，子どももスタッフも苦労することがある。それに加えて，稀にではあるが，子ども同士の対立やトラブルがあった際に，プライマリーが巻き込まれ，子どもたちと同席で話し合いなどを進めているうちに，それぞれ担当の子どもに入れ込むあまり，プライマリー間の関係がぎくしゃくしてしまう事態に陥ることもある（主治医同士でも時に認められる現象である）。

　筆者は，静岡県立こころの医療センター時代から，看護体制について，看護スタッフと議論しながら試行錯誤を重ねてきた。児童病棟開設当初は，成人と同様にプライマリー制を採用していたが，強迫の子どもが入院し，プライマリーへの依存や巻き込みが激しく，まだ児童精神科に不慣れだった看護師は，一生懸命それに応えようとして，負担感が増大し，他の子どもの看護もままならないという事態が発生した。この出来事をきっかけに，「児童精神科病棟にあった看護体制とは何か」について看護スタッフと検討するチームを作り，議論していった。一時的に受け持ち制を廃止してみた時期もあった。チーム制なども含めて，その時々の看護スタッフの力量や子どもの表れに応じて，実にさまざまな看護体制を試みてきた。最終的には，プライマリー・ナーシングを採用しつつ，過度の依存や抱え込みを軽減したり，受け持ちを交代しやすくするため，プライマリーの名前を子どもに伝えない，と

いう方法で運用していた時に，児童精神科部門が静岡県立こども病院に移設されることが決まった。静岡県立こども病院の児童精神科病棟開設当初は，精神科看護が未経験のスタッフも多かったこと，看護師長をはじめ，静岡県立こころの医療センターから転勤になったスタッフが数名いたことから，同様の方式を採用することとした。日々の看護業務は，その日の担当スタッフが責任を持って対応するため，子どもに担当者を伝え，プライマリーがいなくても，必要時にはカンファレンスを開き，ケアプランを立てることにしてきた。こうすることで，プライマリーが勤務している日と勤務していない日で，ケアの質が大きく変わらないように努めてきた。

　そして，現在は，看護スタッフが児童精神科看護に習熟してきたことや，治療チームのコア・スタッフとしての役割を子どもに伝えるメリットが大きいという判断から，プライマリーの名前を子どもに伝える方式にしている。また，看護スタッフを3チーム編成にし，プライマリーをサポートしやすいシステムにしている。もちろん，現在採用している体制も，当院の看護体制の最終形とは考えておらず，今後も，機能しているかどうかを随時検討しながら，必要に応じて柔軟に修正していくことにしている。

4. 多職種によるチーム医療が機能するために

　児童精神科病棟では，医師や看護スタッフに加え，心理士，作業療法士，精神保健福祉士，さらには教師や保育士など，実にさまざまな職種のスタッフが日常的に子どもとかかわることになる。例えば，進路についての相談を主治医と教師が連携してすすめる，家族の支援を主治医，看護師，精神保健福祉士などが協力しておこなう，といったように，治療の1つの領域に複数の職種が関与するといったことは，日常的におこなわれていることであり，多職種によるチーム医療は，児童精神科の入院治療に欠くことのできないも

のである。しかし、チームが機能している時には、1＋1が3にも4にもなるが、一旦ギクシャクしはじめると、マイナス要因が増え、チーム全体の「治療力」が低下してしまうことにもなりかねない。

　ここで、チームの機能状況を、シェーマを用いて説明してみる。

　チームがうまく機能していないときのシェーマを図3-1に示す。それぞれの職種の領域の外的境界が厚くなっている。つまり、専門性は高いが、それぞれが閉鎖的で、他の職種との交流が乏しい、という状況を示している。こういうチームは、1人の子どもに関して断片的な情報しか入らず、それぞれの職種が自分たちの業務や役割にこだわり過ぎる傾向がある。そうなると、本来は複数の職種がカバーすべき領域について、それぞれが「あれはあっちの仕事」と考えがちで、結果的に、図に示したような「治療の空白領域」ができてしまうのである。

　一方、チームが機能しているシェーマである、図3-2を見てみよう。図3-1に比べると、それぞれの職種の外的境界が薄くなっているのがお分かりいただけると思う。これは、それぞれの職種が、専門性を維持しつつも、開放的で他の職種との交流が活発であることを示している。こうした状況では、ミーティングやカンファレンスが頻回に開かれるなど、情報交換が密におこ

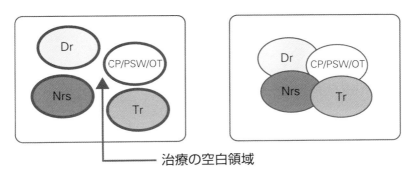

Dr：主治医、Nrs：看護スタッフ、CP：心理士、PSW：精神保健福祉士、OT：作業療法士、Tr：教師

図3-1　スタッフがチームとして機能していない時　　図3-2　スタッフがチームとして機能している時

なわれるため，1人の子どもに関する情報の多くを，多職種間で共有することが容易である。そして，それぞれの職種が果たすべき役割の，境界領域や重なる領域を，お互いがカバーしあっている。こういったチームには図3-1のような「治療の空白領域」は生じにくくなる。

　チーム医療が機能するための諸要因について，表3-1に示す。病棟医や師長など，病棟運営の責任者は，それぞれの職種が専門性を発揮できるようにサポートしつつ，職種間の敷居を低くして交流を促進し，チームが機能しているかどうかを常にチェックしていくことが必要となる。また，病棟医以外の医師たちは，「病棟運営は責任者にまかせて，自分は受け持ち患者の治療

表3-1　チーム医療が機能するための要因

1. 全てのスタッフが「協調・協働」を常に意識している。「真剣に、楽しく」仕事ができている。
2. 全てのスタッフが自分たちのミッションを心得ている。
3. 全てのスタッフが向上心を持って仕事をしている。
4. 全てのスタッフが責任を持って能動的に仕事をしている。
5. 全てのスタッフが、チームメイトをリスペクトしている。
6. マネージャー（科長、看護師長、主治医、日々のリーダー）にマネージメント能力が備わっている。
7. チームの中の自分の役割を理解している。
8. お互いが自分の役割のみに固執せず、カバーし合う意識を持っている。
9. 他職種間の交流がスムーズで、協力的である。
10. 同職種間の関係が良好で、協力的である。
11. 基本情報、治療目標などを全員が共有している。
12. コア・スタッフ（主治医、プライマリー・ナース、精神保健福祉士、心理士）で症例の治療・ケア計画を頻回に見直し、他のスタッフも共有できている。
13. カンファレンスでの議論が活発で、職種を問わず積極的に発言している。
14. ちょっとした時間に、治療やケアについて気軽に相談し合える関係性を構築している。
15. 全てのスタッフが転移や分裂のメカニズムをよく理解し、治療的な対応に習熟している。

に専念すればいい」と考えるのではなく，「病棟全体の治療力を維持・向上させるのは，自分たち医師集団の仕事である」と心得ておかなければならない。病棟運営やチーム医療のマネージメントのノウハウは，一朝一夕に身につくものではない。したがって，若いうちから意識して学んでいかないと，いざ自分が責任ある立場になってから身につけようとしても，「手遅れである」ということを肝に銘じてほしい。

　ここで，チーム医療を機能させるために，当院でおこなっている取り組みについて紹介する。まず，毎朝の申し送りには，教師を含めたすべての職種が参加し（教師や心理士は交代で参加している），申し送り後にカンファレンスをおこない，気になる子どもを中心にディスカッションをして，その日のケアの方針を立てることにしている。この時間を確保するため，外来の開始時刻を9時以降とし，医師は全員が参加することを義務付けている。また，午後1時半から30分〜1時間，可能な限り多職種に集まってもらって，ケース・カンファレンスをおこなっている。ここでは，治療・ケアの方針を見直したり，個別のテーマ（病棟のルールの見直しやアクシデントの振り返り，など）についてのディスカッションをおこなう時間を確保している。なお，必要時はいつでも子どもに対応できるよう，昼のカンファレンスもスタッフ・ステーションでおこなっている（朝，昼のカンファレンスとも，プライバシーへの配慮のため，オープンカウンターの窓を閉めている）。

　次に，チーム医療やスタッフのスキルアップに関して，筆者が当院のスタッフ向けに講義している内容の一部を紹介する。

1）コミュニケーションを大切にしよう
- 職場のストレス要因は，「人間関係」が常にトップです。対人関係ストレスは明らかにチーム力を下げます。
- ストレス要因を減らす方法として，コミュニケーションスキルの向上はとても重要です。また，コミュニケーション・スキルの向上は，当然，

子どもや家族とのやり取りにも役立ちます。これも仕事の一つと理解して，みんなでスキルアップに努めよう。
- 仕事に関するコミュニケーションを活性化させよう（関係ない話で盛り上がるのは休憩時間に）。よかった対応はこまめに評価し合おう。
- 自分の言動が，他のスタッフの「やる気をそぐ」ことになっていないか意識しよう。気が付いた時には上司が指導しよう。

2）ミーティングを活性化しよう
- チーム医療を実践していくうえで，ミーティングは極めて重要です。効率よく有意義なミーティングにしていこう。
- ミーティングは，「受身的」（聞く）ではなく「能動的」（発言する）に参加しよう。
- 決められたカンファだけではなく，ちょっとした時間に主治医を捕まえてミニカンファをしよう。5分でも違います。
- 疑問に思った時にはそのままにせず，言葉にして質問しよう。答える人は「専門用語はなるべく使わず平易な言葉で」「丁寧に」「優しく」答えよう。質問した人が「聞いてよかった」と思えるように心掛けよう。
- 意見が異なっても，それぞれの立場を尊重し，建設的な態度で答えを出していこう。

3）朝のカンファレンス
- 申し送りは簡潔に（10～15分以内）。大きな声ではっきりと。
- リーダーは，申し送りから議論・確認すべきことをピックアップして，その日のケアの方針を提案しよう。受身的・消極的な態度で，「何かありますか～？」と，他のスタッフの意見を求めるだけで終わるの避けよう。
- 主治医を始め，発言者は，簡潔で建設的なコメントを心掛けよう。朝カンファの後に，全スタッフがいい気分でスタートできるように心掛けよう。

4）昼のカンファレンス（ケース・カンファレンスを中心に）
- プライマリーは，司会と同時に方針の見直しの意見を積極的に発言しよう。
- 主治医は，状況説明は簡潔にし（ダラダラと話さない），議論の時間を確保しよう。
- コアスタッフ以外のスタッフも可能な限り参加し，積極的に発言しよう。

5）コア・スタッフのチーム力を上げよう
- ちょっとした時間を見つけて情報交換やディスカッションをしよう。
- 主治医はケース・マネージメントをおこないつつ，他のスタッフをリスペクトして任せるべきところは任せよう。他のスタッフはコア・スタッフとしての自覚と責任を持って仕事をしよう。
- 治療の方向性や，今の課題を頻回に見直し，その結果を全スタッフに向けて情報発信しよう。
- それぞれの職種の上司に気軽に相談しよう。

6）コア・スタッフをしっかりサポートしよう
- コア・スタッフの仕事をリスペクトしよう。
- それぞれの上司は，労をねぎらい，必要時には適切なアドバイスをしよう。
- 昼のミーティング等では，積極的に議論に参加しよう（コア・スタッフとは違った立場からの意見はとても貴重）。
- 子どもや家族と関わる時には，現在の治療・ケアの方針に従って，コア・スタッフと変わらず責任を持ってかかわろう。
- 子どもの改善や成長が認められた時には，そのことをコア・スタッフと共有しよう。

7) みんなで勉強していこう
- 医療職や対人援助職のスキルは,「知識」という土台の上に「経験」を積み重ねていくことでしか獲得できません。「経験」のみに頼るのは危険です。みんなで勉強していこう。
- 各職種の指導的立場の者が,最低限身につけるべきテキストのラインナップを作成し,全員が通読しよう。
- 職種を超えて共通理解したいことについては,勉強会を有効に活用しよう。準夜などで出席できなかった人には,レジメやサマリーを配布して「伝達する」機会を設けよう。
- 「耳学問」はきわめて大切です。ちょっとした時間を有効に使う意識を持ち続けよう。
- 知識の量が増えると,子どもや家族の捉え方も変わってきます。

8) アイデアをどんどん出してみよう
- 私たちの病棟の「治療力」は,まだまだ発展途上です。治療システムや治療プログラムもまだまだ改善の余地があります。
- 子どもたちの表れも刻々と変わっています。
- 一人一人のスタッフが,いつも「こうしたらもっといい治療やケアができるのではないか」という視点で,現在のシステムや治療プログラムを見直し,いいアイデアが思いついたら,どんどん声に出していこう。「病棟に来たばかりだから」,「まだ駆け出しだから」という遠慮は無用です。長く仕事しているスタッフよりも,素敵なアイデアであることがしばしばあります。
- 「与えられた仕事を淡々とこなす」よりも,「主体的,創造的に仕事に取り組む」方が,仕事への有意義感は大きくなり,ストレスは確実に減ります。

8）真剣に，楽しく仕事をしよう

- 児童精神科病棟は，適当にやろうと思えば結構手を抜ける，真剣に仕事をしようと思うと時間がいくらあっても足りない，つまり我々のモチベーションひとつで「病棟の治療力・看護力」は簡単に上下してしまう世界です。
- 全てのスタッフがプロフェッショナル（子どもと家族を支えて給料をもらっている）であることをもう一度自覚しよう。
- そして，子どもと家族のために，職業人としての自分自身のためにも，個々のスキルとチーム力を向上させ，真剣にそして楽しく仕事をしよう！

5. 治療スタッフの分裂

入院治療では，「さまざまな病理を持った」子どもに，「パーソナリティや力量がさまざまな」スタッフが治療に関与するため，きわめて複雑な力動が働く。子どもとスタッフの関係に影響を及ぼす主な要因を表3-2に示す。スタッフは，表に示したような多面的な観点から，子どもとスタッフの間で起

表3-2 子どもとスタッフの関係に影響を及ぼす諸要因

1) 子どもがスタッフに対して転移感情を向ける
2) スタッフ側に逆転移が生じる
3) 子どもとスタッフの相性，スタッフのパーソナリティや力量によって，子どもとスタッフの関係が異なる
4) 親とスタッフの関係性が，子どもとスタッフの関係性にも影響を及ぼす（例：スタッフの対応などに関して，何かとクレームの多い親と接していると，子どもに対しても陰性感情を抱いてしまう）
5) 子どもによって治療スタッフが良い対象と悪い対象に分裂させられる

こっていることを理解し，治療的なものへと導いていかなければならない。

本項では，その中から，児童精神科の入院治療でしばしば起こり，時には病棟が機能不全の危機に陥ることもある，「スタッフの分裂」について，そのメカニズムや対処法について述べる。

1） 分裂のメカニズム

治療スタッフの分裂は，典型的には，境界性パーソナリティ障害の患者の入院治療の中でしばしば認められる現象である。しかし，児童精神科の入院治療では，必ずしもそれと同様の精神病理を有していない子どもによっても引き起こされることがある。それは，おそらく，親への両価的感情（依存と反発）が高まるこの年代特有の心性や，退行の起こりやすさ，といった要因が関連しているのではないかと考えられる。

①治療スタッフの分裂〈ステージ1〉（図3-3）

それでは，ある子どもによって，治療スタッフが分裂させられるメカニズムについて説明してみよう。

子どもは，主治医や受け持ち看護師などの一部のスタッフに対し，依存したり甘えたりするようになる。また，「あの看護婦さんは素晴らしい」，「自分も○○さんのような大人になりたい」などと，スタッフを理想化の対象とする。そういう陽性感情を向けられたスタッフは，悪い気がしないので，ついつい他の子どもよりかかわる時間が増えたり，心理的距離が近くなって，過度に抱え込むことになりやすい。

一部のスタッフに陽性感情を向ける一方で，子どもは，別のスタッフに対して陰性感情を向けるようになる。そのスタッフには，何かと反発したり，無視したりして，時には攻撃的になることもある。さらには「△△は最低だ」，「それでも看護師としてプロといえるの？」などと価値を引き下げる言動を繰り返すようになる。こうした陰性感情を向けられることになったスタッフは，当然いい気持ちはしない。そのため，つい他の子どもに比べてかかわり

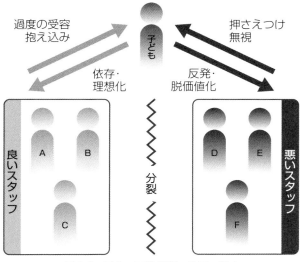

図 3-3　スタッフの分裂：ステージ 1

方が希薄になったり，心理的距離が遠くなったり，行動化に対して普段より厳しい態度で接したり，ということになりがちである。

　こうして，子どもによって，治療スタッフが"良いスタッフ"と"悪いスタッフ"に分けられるようになる。これを，治療スタッフの分裂の〈ステージ 1〉と筆者は名づけている。〈ステージ 1〉，〈ステージ 2〉というのは，腫瘍の進行段階に見立てた分類で，〈ステージ 1〉は良性の段階，〈ステージ 2〉は悪性の段階，というイメージである。

②治療スタッフの分裂ステージ 2（図 3-4）
　さて，〈ステージ 1〉の段階で，治療スタッフが分裂のメカニズムを認識できず，何の対策もせずに時が過ぎていくと，それは悪性の段階，すなわち〈ステージ 2〉へと移行していく。図 3-4 をご覧いただきたい。〈ステージ 1〉には描かれていた，子どもの姿が消えてしまっている。すなわち，〈ステージ 2〉では，もはや子どもはそっちのけで，スタッフの対立に発展してしまってい

るのである。

　"良いスタッフ"は,「この子をわかってあげられるのは, 私たちだけだわ」と感じたり, "悪いスタッフ"に対して,「そんなに厳しくしたら子どもはついてこないわよ」,「自分が嫌われているからってひがんじゃって」といった感情を抱くようになる。一方, "悪いスタッフ"は, "良いスタッフ"に対して,「甘やかし過ぎよ」,「何でも受け入れればいいってもんじゃないわよ」,「まったくいい役ばかりやって」などの感情を抱くようになる。

　こうなると, 病棟は危機的状態に陥り, 病棟の治療力は目に見えて落ちてくる。朝のミーティングやカンファレンスなどで, お互いが議論を戦わせているうちは, 話し合う余地があるだけまだ希望はある。最も深刻な状態は, 申し送りは淡々と進み, ミーティングやカンファレンスなどの「表の」場では意見が出ず, 短時間で終了するようになった時である。こうなると,「表の

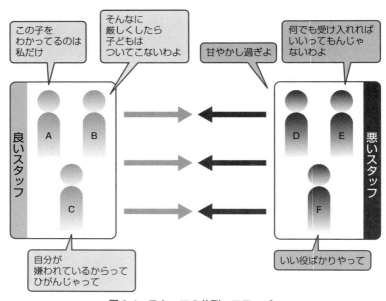

図3-4　スタッフの分裂：ステージ2

カンファレンス」が淡々と進行する一方で，"良いスタッフ"同士，"悪いスタッフ"同士による「裏のカンファレンス」が盛んに開催されるようになり，前述のような，反対側のスタッフへの非難で盛り上がるのが常である。児童精神科病棟で勤務している読者の中には，こうした危機的状態に陥りそうになった経験のある方もおられるのではないだろうか。筆者も，これまで約30年間仕事をしてきた中で，こうした危機を何度か経験している。おそらく，スタッフの分裂は，児童精神科病棟に限らず，児童心理治療施設や児童養護施設などの施設，さらには学校や幼稚園・保育園など，子どもに複数のスタッフがかかわる場であれば，どこでも起こりうる現象であると思われる。

③分裂のパターン（図3-5）

次に，スタッフの分裂はどこに起こりやすいか，について考えてみよう。

最も起こりやすいのは，主治医と看護スタッフの間（図3-5の①）である。その要因として，主治医が外来から継続して担当している場合，子どもにとって，主治医は唯一の顔見知りで，すでに信頼関係が築かれている，ということがある。また，子どもは権威に敏感であるため，病棟でもっとも権威がある（偉い）のは，医師である，と認識している（後にそれは勘違いであると気づくのだが），ということも関係しているかもしれない。こうなると，子どもは，何かにつけて「あんたじゃ話にならないから，先生を呼んで」と要求し，主治医には「あの看護師さん何とかしてよ」と訴えたりする。主治医は，次第に病棟に行く足取りが重くなり，カンファレンスは「針の筵」となる。それでも，医師と看護スタッフという明確な立場の違いによって，何とか，この危機を乗り越えられることも多い。

入院生活も日が経つにつれ，子どもは，病棟で一番偉いのは，実は主治医ではなく，看護師長であることに気づくようになる。そうなると，看護師長とそれ以外の看護スタッフの間が分裂させられる場合がある（図3-5の②）。子どもは，看護師長に，看護スタッフの対応がいかにひどいかを訴えたり，「あの人異動させてよ」などと要求するため，看護師長は困惑する。スタッフの

対応をみかねた看護師長が，スタッフ・ミーティングなどで，「こんなふうに対応してみたらどうでしょうか」などとコメントすると，看護スタッフは，その場は無言で反応せず，師長のいないところで「夜勤もやってないくせに，私たちの大変さなんか分かりもしないで，何言ってんのよ」などと不満を言い合うようになる。

　その他，心理療法や集団療法，家族相談など，限られた場面で子どもと関わるコメディカルスタッフ（心理士／作業療法士／精神保健福祉士）と看護スタッフの間（図3-5の③），病棟の看護スタッフと院内学級の教師の間（図3-5の④），といったところでも分裂が起こる場合がある。

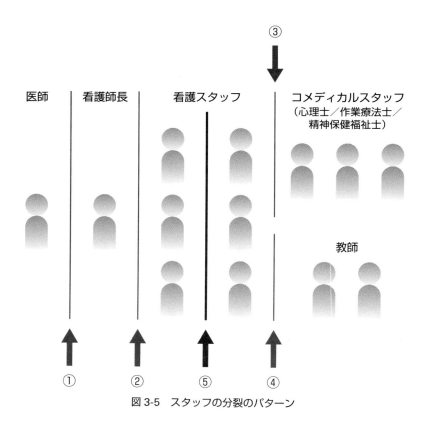

図3-5　スタッフの分裂のパターン

こうした①〜④の分裂は，職種や立場の違いが明確なこともあり，深刻な分裂に至るリスクはそれほど高くないし，たとえ陥ったとしても，子どもへの影響を何とか最小限にとどめることも可能である。最も深刻なのは，日々，チームを組んで子どもに寄り添う看護スタッフの間で分裂が起こった場合である（図3-5の⑤）。ここに分裂が起こると，治療の中核を担う「看護力」は目に見えて低下し，病棟全体がピリピリした雰囲気に覆われる。例えば，2人準夜体制の病棟で，"良いスタッフ"と"悪いスタッフ"がコンビを組むことになった場合を想像していただければ，その雰囲気は一目瞭然であろう。また，準夜が「悪いスタッフ」2人のコンビだと知った時，分裂させた子どもは，今晩をどう過ごしたらいいか，途方に暮れるであろう。このように，看護スタッフの深刻な分裂は，子どもにとっても，スタッフにとってもストレスフルな状態であり，治療や看護どころではなくなってしまうため，未然に防ぐ方策を立てておくことが重要なのである。

2）分裂を治療的に取り扱うには
　では，スタッフの分裂が深刻なものに進行するのを防ぎ，治療的に取り扱っていくためには，どのような工夫が必要であろうか。

①分裂のメカニズムを理解する
　まず，治療にかかわるスタッフ全員が，分裂のメカニズムについて理解しておくことが前提になる。特に，この現象が，子ども（あるいは子どもの精神病理）によって引き起こされていることを理解し，そうせずにはいられない子どもの気持ちや，これまでの人生に思いを馳せることが重要である。それだけでも，深刻な分裂への進行を防ぐ一定の効果がある。そして，"良いスタッフ"であれ，"悪いスタッフ"であれ，それが子どもの病理によって担わされた「役割」である，ということを理解することで，逆転移の感情もある程度緩和されることになる。しかし，一方で，なぜ自分がその役割を担わされたのかを，謙虚に見つめる姿勢も大切である。

②反対の役割を担わされたスタッフの大変さを汲む

　スタッフは，どちらの役割を担わされても，つらいものである。"悪いスタッフ"とされたスタッフは，子どもから反発されたり，価値を引き下げられたりするため，そのつらさは容易に想像できるであろう。しかし"良いスタッフ"とされたスタッフも，子どもに依存されたり，しがみつかれたり，他のスタッフからは「あなたが何とかしなさいよ」という無言のプレッシャーを感じたりして，結構しんどいものである。

　分裂を治療的なものへと導くための，二つ目の下ごしらえは，"良いスタッフ"と"悪いスタッフ"の両者が，「自分と反対の役割を担わされているスタッフの大変さを汲む」ということである。

③"良いスタッフ"はほどほどの受容を，"悪いスタッフ"はほどほどの距離を

　さて，こうした下ごしらえを済ませたうえで，"良いスタッフ"とされたスタッフは過度に抱え込まず，「ほどほどに」受容的な態度で子どもに接していく。極端に距離を取ろうとすると，さらなるしがみつきを招いたり，見捨てられ感を生じさせ，子どもが混乱しやすいので，そうした態度は避けるべきである。一方"悪いスタッフ"とされたスタッフは，無理に子どもに近づくことはせず（そうするとさらなる反発を招く），かといってまったくかかわらないといった態度もとらずに，子どもと「ほどほどの」距離感を保ちながら接していく（図3-6）。

　こうした意識を忘れずに，スタッフ全員で何とかしのいでいくうちに，"悪いスタッフ"の中にもポジティブな面が，"良いスタッフ"の中にもネガティブな面があることが子どもに見えるようになる。そして，子どもの心の中のスタッフの布置が「ほどほどに」中央に寄ってくるようになる（図3-7）と，深刻な分裂への進行を防げたことになり，同時に，その子どもの治療が展開したことにもなる。

　最後に強調しておくが，子どもの入院治療において，スタッフの分裂自体は，ある意味，自然に起きる現象であり，分裂が起きないような病棟にしよ

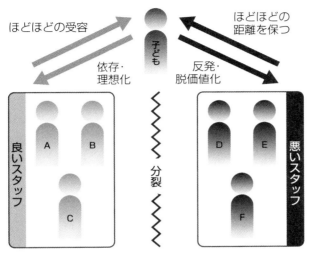

図 3-6　分裂の治療的取り扱い：ステージ1

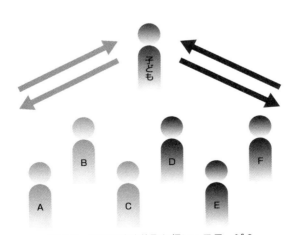

図 3-7　分裂の治療的取り扱い：ステージ2

う，などと考えるべきではないし，それは不可能なことである。むしろ，子どもによってある程度分裂させられる方が，治療的な病棟といえるであろう。大切なのは，「子どもの心性や病理によって分裂させられている」ということを理解しつつ，それをしっかりと治療的に取り扱っていく，という姿勢なのである。

第4章 保護者の支援

児童精神科の入院治療において，保護者の支援は，成人の入院治療に比べると，はるかに大きなウエイトを占めている。それは，単に，患者が未成年で保護者の養育を必要としている，という年齢的な理由だけではない。児童精神科の入院治療の対象となる精神障害には，その精神病理に，親子関係や同胞葛藤など，家族内の精神力動が深く関与しているものが少なくないからである。したがって，治療スタッフは，保護者支援の成否が，入院治療がうまくいくかどうかの分かれ道になりうることを念頭に置いて，保護者の支援にもエネルギーを注がなければならない。

1. 入院をめぐる保護者の感情

　我が子を精神科病棟に入院させるということは，保護者にとって大きなインパクトのある出来事である。したがって，子どもと同様，保護者の中にもさまざまな感情が沸き起こる。

　子どもの入院に際し，保護者が「病気が良くなってほしい」，「立ち直ってほしい」といった希望を持つことは，きわめて自然なことである。一方，子どもの症状が深刻であったり，親子の葛藤が顕在化していて，家庭内が緊迫している場合には，「子どもと距離を置ける」という安堵感を抱く保護者もいる。また，「子どもが入院して頑張るんだから，自分たちも頑張ろう」と，自発的に家族の課題に取り組もうとする保護者もいる。

　しかし，保護者の多くは，子どもの入院に際して，こうしたポジティブな感情だけではなく，ネガティブな感情も同時に抱いているものである。我が子を精神科病棟に入院させざるを得ない，という事実を前にして，「子どもを上手く育てられなかった。親として失格だ」といった自責感は，意識的であれ無意識的であれ，ほとんどの保護者が抱いているものである。また，「子どもが苦しんでいるのに何もしてあげることができず，子どもに申し訳ない」

といった罪責感を抱いている保護者もいる。さらに,「この子は将来どうなってしまうのか」と不安になったり,「精神科に入院するなんて,この子にはもう期待できない」と失望してしまう場合もある。その他,祖父母などに,子どもを入院させたことを責められて落ち込んでいたり,近所や親類に尋ねられた時にどう説明しようかと悩んでいたり,入院費が嵩むことで経済的な不安を抱いている保護者もいる。病棟の構造やルール,あるいはスタッフの対応に過剰に反応する保護者の心理的な背景には,上記のような入院にまつわるネガティブな感情が存在していると理解できるケースがある。

　いずれにしても,治療スタッフは,子どもの入院をめぐる保護者のさまざまな感情を理解し,その苦悩を汲みながら,保護者を支援していく姿勢をチームとして維持していかなければならない。

2. 保護者支援の基本的な姿勢

　最初に強調しておきたいのは,「保護者は,治療の対象ではなく,あくまでも支援の対象と考えるべきである」ということである。もちろん,被虐待児のケースで,保護者自身も虐待を受けて育ち,その影響が認められている場合には,支援だけでなく,治療的介入もおこなうことは当然ある。具体的には,子どもへの関わり方などに関する支援をおこなう一方で,保護者自身のトラウマ体験を乗り越えるために,子どもの主治医が治療的な面接をおこなう,ということである。また,両親間の対立や葛藤が深刻な場合には,家族療法でいうところのカップル・セラピーのような支援をおこなうこともある。しかし,こうした特殊な状況を除けば,「保護者は支援の対象である」と考えておく方が,入院治療はスムーズに展開すると考えている。すなわち,保護者には,以下のような姿勢で望むことが基本となる。

1）保護者の気持ちを汲む

　前述したような，入院にまつわる保護者のさまざまな感情を汲むことが，保護者支援の第一歩となる。そして，苦慮しながら何とか家庭の中で対処してきた，これまでの労をねぎらったり，子どもを預ける不安に理解を示したりしながら，保護者との信頼関係を築いていく。そして，入院の経過中も，折に触れて，保護者の苦悩や不安を汲みながら寄り添っていく，という姿勢が大切である。

2）保護者を立て，治療チームの主要メンバーとして位置づける

　保護者の苦悩を汲むと同時に，これまで一番長く子どもと付き合ってきたサポーターとして，保護者を立てる，という姿勢も大切である。たとえ，保護者の養育態度に疑問を感じたとしても，それをいたずらに非難して，保護者の罪悪感を刺激したり，保護者の気を腐らせることは避けなければならない。むしろ，そういった保護者ほど「この子のことを一番理解しているのは，お父さんお母さんですから，お子さんを支えるチームの重要なメンバーとして，我々の仲間に加わってください」といった言葉をかけ，入院治療へ積極的に参加を促す方がよい。

3）子どもの心性を理解できるよう援助する

　保護者が我が子を理解する手助けとして，各年代の子どもの発達課題や，入院の各時期に子どもが直面する課題など，子どもの成長や治療に関する一般的な知識を提供することは，治療スタッフの重要な役割と言える。通常，こうした支援は，主治医や家族会に出席するスタッフがおこなうことになる。

　また，主治医には，その子ども固有の課題（発達特性，症状や問題行動の背後にある葛藤，現在直面している課題など）について，保護者に丁寧に説明していくことも求められる。

　こうして，保護者が「子どもに関する一般的な知識」と「我が子に関する課題」の両方について理解を深めることが，子どもへの適切な対処法を身に付ける基盤となる。

4）これまでの対処の仕方を振り返り，適切な助言をする

　これは，基本的に主治医の役割である。主治医は，保護者の自責感などを刺激しないよう配慮しながら，保護者と，これまで子どもにどう接してきたかを振り返る。ここで重要なのは，この作業の目的は，保護者の対応の何がよくなかったのかという，原因を追及することではない，ということを保護者が理解できるよう説明することである。

　筆者は，「自分もそうでしたけど，最初から完璧な親なんていないと思います。親も，子どもと共に成長していく生き物ですから。これから，子どもと上手く付き合っていく方法を見つけるために知恵を出し合いましょう。そのための参考資料として，これまでのことを振り返ってみましょう」などと話すことにしている。特に，「自分の育て方が悪かったから，子どもがこんなふうになってしまったのではないか」と自責的になっている保護者には，「病気の原因を特定することはできませんし，さまざまなことが複合的に絡み合って起こると考えられています。犯人探しのために過去を振り返るのはやめましょう。未来のために過去を振り返ることには賛成です」などと返すことにしている。

5）入院中の子どもの様子をできるだけわかりやすく伝える

　入院後，子どもの様子が見えなくなると，不安が生じる保護者もいる。特に，外泊や面会が制限されている場合や，子どもが病棟の様子を語りたがらない場合にはなおさらである。したがって，主治医による保護者面接や家族会など，構造化された場面だけではなく，面会や外泊の前後などに，子どもの様子をできるだけわかりやすく伝えていく，という姿勢が大切である。また，自宅が遠方であったり，両親が共働きで来院することが大変な保護者には，可能な範囲で，電話による問い合わせにも応じる必要がある。

　ただし，子どもの入院中の出来事を，即座にそのまますべて伝えればよい，というわけではない。例えば，子どもが，主治医や受け持ち看護師を信頼して，保護者に対する感情を言語化したり，さまざまな打ち明け話をしてくる

ことがある。内容によっては，その段階で保護者に伝えることで，治療が混乱したり，子どもとの信頼関係が損なわれる場合がある。また，子どもが問題行動を起こした場合でも，事態がある程度治療的に進んでから報告した方がよい場合もある。したがって，何を，どの時期に，どのような形で保護者に伝えるかについては，主治医を中心に，チーム全体で常に共有しておく必要がある。

6）支援者の役割分担を明確にする

　保護者の支援は，上記のような内容に加えて，家庭内のさまざまな課題への支援，進路相談，経済的な支援に関する相談，地域の支援体制の整備など，多岐にわたる。治療スタッフも，主治医，看護師，精神保健福祉士，院内学級の教師など，多くの職種が関与することになる。

　保護者には，早い段階でそれぞれの職種の役割を伝えておくと，支援がスムーズに運びやすい。ただし，第3章で述べたように，子どもへの支援と同様に，役割を分担しつつも，「空白領域」を作らないという意識が大切である。また，進路に関する相談役を主治医が担うなど，ケースによっては，別の職種が役割を担当することもある。そのため，役割の明確さと柔軟性を備えることが重要といえる。

3. 保護者との間で起こる問題

　児童精神科の入院治療において，保護者の支援が重要な部分を占めることは，本章の冒頭で述べた。これは，裏を返せば，保護者との間で起こる出来事が，入院治療にさまざまな影響を及ぼす，ということでもある。極端な場合，保護者との関係をうまく維持できなかったために，入院治療が必要であるにもかかわらず，ドロップアウト（退院）してしまうこともある。こうし

たことをできるだけ少なくするため，治療スタッフには，さまざまな工夫が求められる。以下，保護者との間で起こりやすい問題を挙げる。

1) 治療をスタッフに任せきりにする保護者

　激しい家庭内暴力や，強迫行為への激しい巻き込みなど，入院前の親子の葛藤や混乱が著しかった場合に，よく認められる問題である。保護者が親としての自信を失い，これからどうしていいかわからず，すべてを治療スタッフに委ねてしまう，といったケースが多い。こうした時には，保護者のこれまでの苦労を汲み，罪悪感を和らげつつ，一定の期間，子どもと距離を置くことで，保護者が心理的・身体的に回復するのを待つ。そして，ある程度回復したと判断したら，新しい対処法を身に付けていくことを支持していくことになる。また，任せきりの保護者の中には，子どもを厄介者扱いして，子どもと向かい合うことから逃げてしまっている保護者もいる。こうした場合には，気持ちを汲みつつも，保護者にも治療に参加する義務があることを伝え，その責任や役割分担を明確にする必要がある。それでも協力が十分に得られない場合には，退院や施設入所など，処遇の変更を検討しなければならないこともある。

2) 治療の足を引っ張る保護者

　子どもを入院させることに同意したにもかかわらず，治療スタッフから見ると，子どもが良くなることに抵抗感を抱き，治療に対して，足を引っ張っているとしか思えない保護者がいる。

　まず，比較的シンプルな例として，反応性愛着障害の子どもの保護者によく認められるケースを挙げてみよう。入院前の保護者は，育児がうまくいかず不安定になっていることが多い。そして，自分の育児能力に自信がない，といった自責感を意識的であれ無意識的であれ抱いている。また，自分の言うことをきかなかったり，反発したりする子どもに対して，怒りを感じていることも多い。つまり，親としてちゃんとやりたいけどやれない，という葛

藤を抱えているのである。こうした心理状態にある保護者が，入院後，子どもがスタッフになついたり，言うことを素直にきいている姿を見たら，どういう気持ちになるであろうか。スタッフに対する羨望や嫉妬心を抱き，「やっぱり自分はだめな親だ」と自責感が強まるとともに，子どもへの怒りが増大することは，想像に難くないであろう。こうした心理状態になった保護者の中には，子どもの見捨てられ感を増強するような言動をとって子どもを不安定にしたり，時には，子どもも保護者も退院を希望するようになってしまうケースもある。したがって，こうした保護者には，子どもの治療と同時並行して，保護者の自責感を和らげたり，子どもへの対応が上手くなったことを評価するといった支援に，かなりの労力を割かなければならない。

　次に，もう少し複雑な例として，母子が密着している神経症的なケースを考えてみよう。子どもと母親との心理的距離が近く，そのことが，子どもの情緒や行動の障害に深く影響していると考えられる場合，往々にして，母親と父親の関係が希薄であったり，母親が仕事や趣味など子ども以外に自分の存在価値を見いだせない，といった家族背景を認めることがある。こうした状況にある母親にとって，子どもが良くなるということは，子どもが回復して「自分から遠ざかっていく」という不安を掻き立てられることにつながる。こうした不安に駆られた結果，子どもが成長して，母親との心理的距離をほどほどに取ろうとすると，それを妨げる言動を無意識的にとることがある。例えば，子どもも主治医も，退院にはまだ早いと考えているのに，「もう良くなったでしょ。いつまでもこんなところにいたら，進学に響くって学校の先生が言っていたから，早く退院しましょう」などと，退院をすすめたりする。また，巻き込み型の強迫性障害の子どもが，巻き込まずに「簡略化」して強迫行為を済ませられるようになり，母親への依存も少なくなってきた時期に，外泊などで，治療計画に反して強迫行為に付き合う，などといった例も挙げられる。こうした母親に対しては，子どもが中学生であれば，親からの心理的独立の始まりというこの年代の発達課題や，その子ども自身の精神病理を丁寧に解説していく。その中には，子どもとほどよい距離を保ちなが

ら，子どもが徐々に親と心理的な距離が取れるようになることを見守っていく，という母親の役割を解説することも含まれる。これと同時に，子どもが離れていくことに対する母親自身の寂しさを汲むことも大切である。また，父親との関係が希薄なケースでは，父親面接や両親合同の面接などで，父親が子育ての前線で奮闘している母親を後方で支援することや，時には父親が前線に立つことも必要であること，そして母子間よりも両親間の結びつきを強化することの重要性を説明する。そして，家族療法でいうところの，いわゆる「世代間境界」の形成を支持していくわけである。さらに，子育て以外に拠り所がない母親には，仕事やボランティア，趣味など，子育て以外に入れ込めるものを見つけていくことを支持する，といった支援を同時におこなっていくこともある。

3) 何かとクレームが多い保護者

　入院にまつわるさまざまな感情と保護者のパーソナリティが相まって，保護者が，病棟のルールやスタッフの対応に過剰に反応したり，スタッフに攻撃的になったりして，治療が混乱させられることがある。筆者も経験していることだが，病院長や監督官庁などに「あの主治医は，医者として失格です」などと訴えられることもある。クレームのあまりの多さと理不尽さに「そんなにご不満なら退院していただいて結構です」と言いたくなることもある。しかしながら，その子どもにとって入院治療が必要だと判断したかぎりは，対応の役割分担を明確にしたり，攻撃の対象となったスタッフを他のスタッフが支えたり，チームとしての機能を維持しながら何とか凌いでいかなければならない。そして，その保護者の背後にある，自責感や罪責感などに思いをはせながら，辛抱強く付き合ってその保護者のことを支えていかなければならない。こうして文章にするのは簡単だが，実際にこうした保護者と付き合っていくのはなかなかしんどい仕事である。

4) 親権者でない親や内縁者への対応

両親が離婚していて，親権を持たない親や，同居しているパートナー（いわゆる内縁の夫や妻）に対して，どのように対応するかということも，時には頭を悩ませる問題である。

子ども本人と親権者が，その人物が治療に参加することを拒否していたり，その人物の子どもへの虐待の事実が明らかである場合は，対応に迷うことはないであろう。また，子どもや親権者とその人物との関係が良好であると判断し，子どもも親権者もその人物の治療への参加を希望している場合に，治療チームの一員と位置付けることにも大きな問題はないであろう。

難しいのは，子どもと親権者の意見が食い違っている場合である。こうした場合，主治医として，その人物の治療への参加が，子どもにとって治療的かどうかを慎重に判断しなければならない。具体的には，以下のような対応をすることになる。

①子どもは希望しているが親権者は消極的な場合

この場合は，親権者に対して，治療上悪影響がないと判断した人物の面会の制限は，法律上困難であることを理解してもらえるよう，わかりやすく説明していくことが基本姿勢となる。また，その人物に対しては，面会や，治療に参加するうえでの注意事項を説明し，理解してもらえるよう努めなければならない。いくら本人の希望とはいえ，この両者への説明と同意をきちんとおこなわないと，例えば親権者が入院治療自体に消極的になるなど，さまざまな影響が出現するので，その努力を怠ってはならない。また，医療保護入院で親権者の拒否感が強い場合には，入院治療への同意も得られなくなり，結果的に子どもに不利益となってしまうので，その人物の治療への関与を遠慮してもらうこともある。

②子どもは拒否しているが親権者は希望している場合

本人が面会などを拒否している場合には，親権者とその人物に，現段階で

は面会など直接会うことが，本人の病状に影響することを理解してもらい，その人物には，親権者の支援など，「間接的な関与」を提案することになる。

5）不適切な養育が明らかになった時

　第2章でも述べたように，入院経過中に，保護者の養育能力の著しい低下や，不適切な養育が明らかになる場合がある。そうした時には，児童相談所と密接に連携し，今後の処遇について検討していかなければならない。

4．家族会

　入院している子どもの保護者を対象とした家族会は，保護者支援の柱の1つである。以下，その目的や運営方法，家族会で生じる問題について述べる。

1）目的
①保護者間の交流を促進する

　子どもたちは，入院生活が軌道に乗る中で，人生に行き詰まって入院してきた「同志」として，他児との交流を深めていく。一方，保護者は，主治医や看護スタッフなど，スタッフとの交流が主体であり，「子どもを入院させた親」という立場として，一緒に語り合う「同志」を得る機会に乏しく，孤立しがちである。また，外泊中などに，我が子から，仲良くなった子どもや，うまくいっていない子どもの話題が出るが，実際に会ったことがないため，不安になったり困惑することもある。

　こうしたことから，家族会の第一の目的は，保護者間の交流を促進して，お互いに情報を交換したり，支え合えるようになることを支持していく，ということになる。

　家族会の中で，「新人」の保護者が，子どもを入院させることになった保

護者自身の思いや，子どもの今後への不安を涙ながらに言語化した時に，「先輩」の保護者が，入院初期は同様の感情を抱いたことや，それをどう乗り越えてきたのか，といった実体験を交えたコメントをしてくれることは，治療スタッフのコメントに勝るとも劣らない重みがある。また，家族会の後で，気の合った保護者同士でお茶を飲みに行って，家族会の「二次会」をしている光景を見かけることがある。さらに，子ども同士が仲の良い保護者たちが，家族会で顔見知りとなり，その後，家族ぐるみで交流するようになることもある。

②病棟や院内学級での子どもの様子を伝える

　保護者は，面接や外泊の送り迎えの際に，主治医や看護スタッフから，入院中の子どもの様子を大まかには聞いている。しかし，病棟全体が今どんな状況で，その中で我が子がどんなふうに過ごしているか，ということまでは把握していないことがある。また，子どもが話をしてくれないので，院内学級での様子がほとんど分からない，という保護者もいる。したがって，看護スタッフや教師を中心に，病棟や教室で過ごしている子どもたちの様子を伝えることも，家族会の目的の1つといえる。

③保護者の悩みに適切なアドバイスをおこなう

　保護者が，最近の子どもの様子や，保護者として悩んでいることを報告し，それに対して，他の保護者が意見を述べたり，スタッフがアドバイスをおこなう。また，病棟医などの主要メンバーは，子どもそれぞれの個別な内容を，できるだけ一般化することで，多くの参加者に役立つコメントとなるように心掛けなければならない。

④心理教育

　家族会の重要な目的の1つとして，心理教育的な側面が挙げられる。具体的には，第2章で述べてきたような，入院経過における各段階の子どもの気

持ちや，取り組むべき課題を伝えたり，児童思春期の子どもの心性や発達課題，保護者の対応の仕方などについて講義をおこなう。主治医による保護者面接とは違い，集団を対象に話をすることで，保護者も交えた議論が活発になり，理解が深まることが多い。

2) 運営方法

　ここでは，当院の家族会を紹介しながら，運営方法について述べる。

　当院では，毎月第3月曜日の午後（祝日等の場合には前後の週に変更）に開催している。出席者は，保護者のほか，病棟医，看護師長，他の看護師1名，精神保健福祉士，心理士，教師（1名）で構成されている。司会は看護師長が，書記は精神保健福祉士が務めている。

　静岡県立こころの医療センター時代には，すべての医師（3～4名）と教師（4～5名），さらに看護師1名が書記を兼ねて参加していた。しかし，現在は医師数が7～8名と増加したこともあり，保護者よりも治療スタッフが多くなり過ぎて，保護者が圧倒されて発言しにくくなると予測されたこと，静岡県立こころの医療センターからの「移籍組」の保護者の1人から，「主治医がいない方が自由に話しやすいかもしれない」という意見があったことから，こうしたメンバー構成にしている。確かに，主治医がいないということで，話題が個人的なことに偏らず，一般化しやすいというメリットがあるという印象を受けている。しかし，病棟医などの主要なメンバーが，それぞれの子どもや保護者についての情報をきちんと把握していないと，適切なコメントができないというリスクもある。いずれにしても，メンバー構成については今後も随時見直していく予定である。

　また，会の進行方法としては，まず，看護師長が，病棟全体の状況や病棟行事の様子などを報告し，連絡事項を伝える（欠席者には必要に応じて後日プリントを配布する）。次に，教師が，学校での様子を報告し，今後の予定など，連絡事項を伝える。そして，その後はフリー・ディスカッションへと移行する。この時，司会は，誰かが口火を切ってくれるように導いたり，話がなか

なか終われず長くなってしまいがちな親をコントロールしたり，なかなか言い出せずにいる親の発言を引き出したり，といった役割を担うことになる。病棟医は，保護者の質問に答えながら，そのテーマを一般化して参加者の多くに還元できるように努める。最後に，病棟医などが，タイムリーなテーマについて，ミニレクチャーなどのまとめをおこなって，会を終えることにしている。

　これらは，あくまでも筆者らが実践している家族会の運営方法であり，心理教育が中心の家族会や，集団でのペアレント・トレーニングなど，それぞれの医療機関によって，保護者を集団として支援するさまざまな取り組みがおこなわれている。

3）家族会で起こる諸問題
①子どものことより自分自身のことばかり話す保護者
　子どもの話はそっちのけで，自分自身がいかに大変か，といった話に終始する保護者がいる。時には，自分が精神科医療機関に通院していて，その病名，不眠や抑うつ気分といった症状，さらには自傷や過量服薬をしたエピソードまでも話し出し，他の参加者が困惑してしまうことがある。治療スタッフは，「お母さんも大変ですね」と，保護者自身の苦悩を汲む態度を基本としながらも，子どもとどう付き合うと保護者自身も気分的に楽になるか，など，「保護者の立場から離れた話題」から「保護者としての役割」にテーマがシフトしていくように導かなければならない。さらに，保護者自身の行動化などの話がエスカレートしそうな場合には，「そのことは，会が終わってからお聞きしましょう」などと，明確に制止しなければならないこともある。

②主治医への不満を訴える親
　主治医が参加していない場合に，主治医の対応が悪い，主治医と意見が食い違う，子どもの肩ばかり持って自分の言い分は聞いてくれない，など，主治医に対しての不満を述べる保護者が稀にいる。病棟医をしていると，時に

保護者の要望で，個別に，部下にあたる主治医への不満を伺うことがある。こうした場合には，保護者の思いを丁寧に聴いたうえで，主治医に確認し，その後改めて保護者と話し合う，といった方法で対処することが多い。しかし，家族会という他の保護者のいる前で，こうした対応をおこなうわけにもいかず，なかなか苦労する事態である。筆者は，主治医とうまくいっていない苦悩を汲んだり，明らかに主治医の不手際があった場合にはその場で謝罪し，「このことについては，別の場でお話をお聞きします」と答えることが多い。

③親同士の対立

　子ども同士が病棟で何かとトラブルになっていると，その保護者同士が，家族会で口論になることがある。また，病棟内でいじめがあった場合には，その問題が家族会でのテーマになり，関与していない保護者が困惑してしまうことがある。こうした問題は，本来，子どもに直面化をおこなったり，保護者への報告や保護者同士の話し合いの場を設定するなど，家族会以外の場面でしっかりと取り組んでおくべき課題である。しかし，取り扱う間もなく家族会の日程が来てしまう場合もあるだろうし，すでに解決したと考えていた課題であっても，家族会で話さずにはいられない保護者もいる。こうした場合には，病棟で何が起こっているかという事実については，他の保護者にも説明し，当事者の保護者には「解決に向けた話し合いは，別の場で知恵を出し合いましょう」などと話すことにしている。

④疾患の多様性から生じる問題

　さまざまな疾患の子どもたちが入院している病棟では，それぞれの保護者の話題を他の保護者が共有しにくい，治療スタッフがすべての保護者に共通するテーマでレクチャーすることが難しい，といったことが起こりやすい。特に，統合失調症や神経性無食欲症，重症の強迫性障害など，集団に参加することが困難で，院内学級に通っていない子どもの保護者にとっては，家族

会で話題になるテーマが，自分たちの状況とはかけ離れているため，戸惑ったり，落胆したり，時にはドロップアウトしてしまうこともある。

　筆者が，国立精神・神経センター国府台病院に勤務していた当時のエピソードを紹介しよう。筆者が赴任した当初は，摂食障害の子どもは少なく，病棟には多くても 2,3 人が入院している程度であった。しかし，その後，次第に増え，摂食障害の子どもが 10 人以上の入院するようになった。家族会は，当初，月 1 回，病棟全体の保護者を対象としていたが，摂食障害の子どもの保護者の参加が少なく，ある保護者に不参加の理由を尋ねてみた。すると，「集団や学校の話がメインなので，自分たちにはあまり参考になることがなくて」ということであった。そこで，指導医と相談し，摂食障害の「親の会」を立ち上げることにした。その会では，入院初期から，退院後の外来通院中の子どもの保護者までを対象とし，保護者同士の話し合いや，心理教育的なセッションなどをおこなった。なお，この，摂食障害の「親の会」は，現在も継続されているとのことである。

　一般的に，集団のセッションは，同一の疾患など，凝集性の高いグループの方が治療効果がある，と言われている。家族会も，疾患ごとに設定することが理想だが，時間が確保できないなど，治療スタッフ側の物理的な制約によってなかなか難しい，というのが多くの医療機関の実情であろう。

　第 1 章で述べたように，入院している子どもの疾患分布は，医療機関によって多岐に亘っている。それぞれの医療機関が，マンパワーなども考慮しながら，より効果的な家族会のあり方を工夫していく姿勢が求められることになる。

第5章

入院治療／看護の要点

本章では，筆者が常日頃，カンファレンスでコメントしたり，スタッフ向けの講義で話している内容を中心に，児童精神科の入院治療や看護の要点について述べる。ここには，児童精神科（場合によっては精神科）での勤務や，看護師になって日が浅いスタッフに向けた内容も含まれているため，「何を当たり前のことを」と思われる臨床家の方々も多いと思うが，その点はご容赦いただきたい。

1. 子どもと治療的にかかわるための基本的な心構え

1）子どもの人生に思いを馳せる

　子どもが，入院までの間，どのような人生を歩んできたのか，どの部分が育ち，どの部分がうまく育っていないのかなど，子どもの全体像についてしっかりと把握しておくことが肝要である。そうした視点を持つことは，子どもたちの言動を理解する助けとなり，スタッフ側に起こる陰性感情をずいぶんと緩和してくれることになる。そして，我々に適切な対応を示唆してもくれる。
　反応性愛着障害の子どもを例に挙げて考えてみよう。その子どもは，何かと看護スタッフにまとわりつき，「〇〇して」，「一緒にテレビを観ていて」などとスタッフを独占しようとする。スタッフも可能な限り付き合っているが，それにも限界がある。スタッフが「今日は4時までね」と時間を区切ろうとしたり，別の子どもにかかわっている際に「今は□□さんと話しているから，7時まで待ってね」と伝えたりすると，子どもは急に怒り出し，スタッフや他の子どもに対して攻撃的になる。こういった子どもについて，単に「わがままで自分勝手な子ども」と捉えるのか，「これまで，甘えようとしても受け止めてもらえずに生きてきて，自分が大切にされるかどうかに敏感な子ども」と捉えるのかによって，スタッフの心持ちやかかわり方は，おのずと違いが出てくるであろう。

2）子どもとの関係の土台作り
①子どもの日常に身を置く

　子どもとの関係を築くための土台作りとして，スタッフは，できるだけ「子どもの日常に身を置く」ことを心掛けるとよい。我々は，子どもの心身の状態を把握することや，抱えている課題の治療・支援が「仕事」であるため，子どもとのやり取りも，ついそのことに集中しがちになってしまう。しかし，子どもがまだ，スタッフを「吟味している」段階では，我々がそのことに集中しても，すぐに心を開いてくれるとは限らず，事はなかなかうまく運ばないものである。こうした時に，入院治療という，「24時間365日」交流できる構造の特性を生かして，「子どもの日常に身を置く」というアプローチを使わない手はない。具体的には，散歩・卓球・病室でのおしゃべりのような子どもと一対一の交流や，デイルームなどでのおしゃべりや，子どもたちが自発的にやっている遊びなどの活動に「入れてもらう」といった，子ども集団との交流がある。こうした交流を積み重ねるうちに，少しずつ子どもの人となりが見えてくるようになる。そして，子どもの側も，それぞれのスタッフの感触や肌触りが掴めるようになり，「気軽に話せそう」，「ここの大人たちは，自分を大事にしてくれそうだ」といった感覚が芽生えてくるものである。また，看護スタッフの場合は，検温などの際に，その目的が，身体状態をチェックするだけでなく，この土台作りの時間でもあることを意識して，子どもとかかわらなければならない。

　筆者は，レジデントや新しく病棟に勤務することになった看護スタッフなどには，「目的なくデイルームのソファーに座って，子どもたちと他愛のないおしゃべりをする」，「時間を見つけてデイルームや中庭で子どもたちと一緒に遊ぶ」ことも重要な業務であることを伝え，積極的に実践することを奨励している。

②話を聴く・気持ちを汲む

　スタッフが子どもから認められるためには，「話を真剣に聞いてくれる」「気

持ちを汲んでくれる」人と認知されることが基本である。子どもとの関係の土台作りの時期は，子どもの話をじっくり聴くことに重点を置く。そのうえで，「そうだったんだ」「それはつらかったね」「そんなふうに言われたら頭に来ちゃうね」などと気持ちに焦点をあてるのを基本とするのがよい。もちろん，病棟内のいじめなど，速やかな対処が必要な事柄については，子どもの許可を得たうえで対応することになる。

3）子どもの気持ちを推察する習慣を身につける

入院中の子どもには，"他児との交流の中で傷つき自傷した"，"他児にからかわれ相手に暴力を振るってしまった"，"外泊中に保護者と喧嘩してイライラし，帰院後も気持ちが治まらずに暴れた"などの問題行動がしばしば出現する。

その場にいるスタッフは，問題行動へ対処する前に，まず，「今，子どもがどんな気持ちでいるのだろうか」と推察する習慣を身につけなければならない。時には「今はどんな気持ちかなぁ」などと，子どもに訊ねてみるのもよい。子どもの話をじっくり聴き，気持ちを汲み，自傷や怪我の場合には身体的な処置をしながら，子どもとの関係を築いていく。こうしたプロセスの中で，子どもが，閉じ込めていた感情を言語化したり，自分の気持ちに折り合いをつけるなど，内的な作業が促進されていくこともある。このようにして，「今，ここで」取り扱い，やり取りする方が，翌日など，時間が経ってから，主治医が改めて面接するよりも，はるかに治療的な場合もある。これは，「24時間付き合える」入院治療の利点の1つである。

4）子どもの距離感にチューニングしてかかわる

対人関係の距離感というのは，人によってそれぞれ異なるものである。スタッフの中にも，何でも打ち明け合う関係が好き，といった，距離感の近さを心地よいと感じる人もいれば，お互いの内面にはあまり踏み込まない，といった，距離感が比較的遠い方が安心する人もいる。多くの場合，こうした

対人関係の距離感の合う者同士が，親友になったり，夫婦になったりして，親密な関係を維持していくのであろう。プライベートでは，距離感の合う者とだけ交流していても成り立つかもしれないが，仕事ではそうはいかない。ましてや，入院治療で子どもと接する際は，「自分自身の対人関係の距離感」で子どもと接するのではなく，「その子どもの，現在の対人関係の距離感」にチューニングして接することを心掛けなければならない。

　それにはまず，自分の対人関係の距離感や特徴を認識しておく必要がある。そして，仕事として子どもと接する時には，もともと距離感の近い人はやや距離を置き，反対に距離感の遠い人はやや近めにチューニングし，「温かい雰囲気で，しかしほどほどの距離をとって」接することを，基本とする。ちなみに，筆者は，臨床家として，成人の精神療法的スタイルからスタートしていることもあり，成人の患者に接する時よりも「やや近い」距離感で，子どもと接するように意識している。また，これは私見であるが，子どものこころの臨床に携わっている小児科医の先生方は，我々精神科医よりも，子どもとの距離感が近い方が多いように思う。おそらく，医師としてのスタートが，年齢の低い子どもの身体診察から始まっていることも一因ではないか，と思われる。そのため，小児科の先生が子どものこころの診療に携わる際には，普段よりも「やや遠めの」距離感で接するよう心掛けるとよいであろう。

　こうして，スタッフはそれぞれに，子どもと接する時の基本的な距離感を意識した上で，個々の子どもの対人関係の距離感，その背景にある病理や発達の特性などを理解する。そして，その子の距離感にチューニングしながら，治療的にかかわっていくことになる。

①距離が遠い子ども

　対人緊張が強い，警戒心が強い，人に対する関心が乏しいなど，他者との距離が遠い子どもがいる。主な疾患としては，社交不安障害，抑制型反応性愛着障害，自閉症スペクトラム障害などが挙げられよう。距離を取ろうとする子どもには，無理やり近づこうとせず，その距離を保障し，信頼関係を築

きながら次第にほどほどの距離になっていくように支援していくことが基本となる。但し、その後の子どもの距離の取り方の変化は、疾患や性格によってさまざまである。例えば、社交不安障害の子どもは、スタッフとの信頼関係が深まるのと並行して、ほどよい距離に近づいてくることが多い。また、抑制型反応性愛着障害の子どもは、スタッフを「敵ではない」と認識すると、警戒を解き、むしろ甘えやしがみつきなど、距離が近くなりすぎることもある。一方、自閉症スペクトラム障害の子どもは、少しずつ距離は近くなるものの、基本的には「遠めの」子どもが多いであろう。

②距離が近い子ども

　依存的、退行しやすい、人懐っこい、など、他者との距離が近くなりやすい子どもがいる。こうした距離の近さは、性格的な要素も含まれるため、類型化することは困難だが、あえて挙げるとすれば、不適切な養育を受けた子どもや、知的障害、注意欠如・多動性障害、積極奇異型と呼ばれるタイプの自閉症スペクトラム障害などの発達障害、さらには転換性障害や過剰不安障害などの神経症的障害などの子どもたちの中に認められることが多いようである。距離が近い子どもに対しては、さらに近くならないよう意識したうえで、当面は子どもの求める距離感で付き合いながら、少しずつ距離が取れるようになることを支援していくことが基本になる。ただし、積極奇異型の自閉症スペクトラム障害など、発達障害圏の子どもには、入院当初から、適切な距離の取り方を明確に教えた方がよい場合もある。

③距離が不安定な子ども

　スタッフに、極端に依存したかと思えば、ちょっと思い通りにならないと反発して遠ざかるといった、対人関係の距離が不安定な子どもがいる。典型的には、脱抑制型の反応性愛着障害や、ボーダーライン・チャイルドと呼ばれる子どもに見られるパターンである。距離感の不安定な子どもに対しては、甘えてきた時にはそのレベルで付き合い、遠ざかった時には見捨てい

ないというメッセージを送りながら見守る，といった付き合いを辛抱強く積み重ねていかなければならない。そして，子どもの中に，いわゆる対象恒常性が次第に形成され，人との距離の取り方に大きなぶれがなくなることを目指していく。こうした子どもは，「やや距離の近い」ところに収まることが多いようである。

④ほどよい距離が保てている子ども

　ほどよい距離が保てている子どもとは，その距離感で付き合っていけばよい。しかし，中には「いい子」になって我慢している子どももいるため，少し甘えることを保障してあげることも，時には必要になってくる。

5）異性の患者に接する時の留意点

　まず，思春期年代の子どもは，親（原初的愛情対象）に向ける感情（甘えたい，依存したいなど）と，他者（二次的愛情対象）に向けるべき感情（恋愛感情）を混同しがち，あるいは入り混じった感情を恋愛感情と認知している，というこの年代の心性を熟知しておく必要がある。

　そして，子どもにとって異性にあたる，「お兄さん」「お姉さん」世代のスタッフは，子どもの「恋愛対象」に選ばれる可能性があることを自覚して，患者に恋愛感情を抱かれるような言動や距離感になっていないかついて，常に意識的でなければならない。

　スタッフがこうしたことに留意していても，子どもがスタッフに恋愛感情を抱いてしまうことは，ある意味避けられない部分もある。その場合には，自分がプロとして，仕事として支援していることを，子どもにわかりやすい言葉で明確に説明する。そして，なぜそうなってしまったのか，自分の振る舞いや，患者の病理・家族状況などについて，きちんと振り返ることがスキルアップを図るうえで欠かせない。

6）子どもの能動性を引き出す

　児童精神科の治療において，子どもが，自分の課題に能動的に取り組めるようになるための支援は，きわめて大切である。その際には，以下のような点に留意して治療・支援にあたらなければならない。

①まず，子どもに，「ここの大人たちは，これまで出会ってきた大人たちのように，頭ごなしに『ああしろ，こうしろ』と言わないんだな」と感じてもらう。つまり"主人公を立ててくれる場"と認識してもらうことが前提となる。

②関係ができつつあると感じたら，本人の考えを丁寧に聞いていき，そこに大人のアイデアもいくつか加える。

③結果的に，本人が「自分で」考え，「自分で」選び，「自分で」実行した，という形に仕立てる。

④前進した時にはこまめに褒める。飛ばし過ぎの時にはペースダウンを促す。後退しても辛抱強く待ち，再び動き出すタイミングを図って声をかける，といった「コーチ」のイメージで支援していく。

7）今は見守る時か・向かい合う時かを判断する

　入院経過中に，下記に示すような問題行動が明らかになった時，今の段階で介入すべきかどうか，迷うことがしばしばある。それは，介入が早すぎても遅すぎても，治療の展開が妨げられるからである。

①摂食障害の食行動異常（食べ物を捨てる，自己誘発嘔吐など）や過活動

②門限破りなどのルール違反

③スタッフへの拒否的態度

④軽微な自傷

⑤他者への迷惑行為

⑥院内教育移設への不登校

⑦退院や進路について話し合うことからの回避

　こうした時には，子どもの特性，症状や問題行動の重篤さ，治療の展開の

時期，集団の力動などを考慮して，今が見守る（待つ，寄り添う）時なのか，それとも向かい合う（直面する）時なのかについて，治療スタッフが議論して判断する，という習慣を身につけることが大切である．

8）平等な治療／看護／教育とは

　治療／看護／教育における「平等」とは，すべての子どもに同じ援助をすることではない．すべての子どもが同じだけ改善／成長できるように援助することである．したがって，子どもによって，スタッフのかかわる時間や内容に違いができてしまうのは，ある意味必然的なことである．

　症状への激しい巻き込みなど，病状が重篤で，治療や看護に多大な時間と労力を要する子どもが入院している場合，そういった子どもとかかわるのは，気が重いものである．こうした時に，対応する時間を制限する理由として，「みんな平等だから」という考え方を持ち込むことは避けなければならない．もちろん，かかわる時間には限度があり，治療上も必要なことではある．しかし，あくまで，その子にとって治療的であるのかどうか，という視点で判断すべきである．

　一方，比較的健康度が高い子どもや，終結期の子どものように，かかわりが少なくなりがちな子どもの気持ちを汲むことも忘れてはならない．中には「○○さんばっかり」とか，「同じ料金を払ってるんだから，私の話も聞いてよ」などと言われて，返答に苦慮することもある．日頃からラウンドの度にこまめに声を掛けたり，時には個別の時間を長めに取る，など，細やかな配慮が求められる．マンパワーの少ない準夜帯などに，すべての子どもたちをケアしなければならない看護スタッフは，時間配分などに苦労する．看護スタッフが，普段から上記のような細やかな配慮に努め，合間を見て訪室し，「あまり時間を作ってあげられなくてごめんね」などと正直に謝ったりすることで，かかわる時間が少なくなりがちな子どもたちも，看護スタッフの大変さを理解して，もっとかかわってほしいという気持ちを飲み込んでくれることがある．

9）一貫した対応と幅のある対応

　チームで治療や看護をおこなう以上，全員がまったく同じ対応をすることは不可能である。また，ある程度それぞれのスタッフの個性を尊重した方が，厚みのある治療や看護が可能となることも多い。しかし，時として，対応の違いをめぐって治療が混乱してしまうことがある。特に強迫性障害の子どもは，すべてのスタッフにまったく同じ対応を求めて，「あの看護師さんはこのくらい付き合ってくれたから，もっと付き合ってほしい」などと主張して，スタッフとの間で「綱引き」となることも多い。したがって，全員が一致して対応すべきことと，ある程度幅を持たせて対応すべきことを明確にして，お互いに確認しあいながら，日々の治療や看護にあたらなければならない。これが，スタッフの深刻な「分裂」を未然に防ぐ大切なコツでもある。

10）子どもが「人を選んで」かかわることの意味を理解する

　ある子どもが，特定のスタッフに相談ごとや頼みごとをしたり，あるスタッフには穏やかに，あるスタッフにはイライラした表情で接していたとする。それについて，「あの患者は人を選ぶ」などと，否定的なニュアンスで子どもを評価するスタッフがいる。こういったことは，成人の病棟でもよく耳にすることであるが，筆者はいつも違和感を抱いている。例えば，成人の男性患者で，女性看護師には威圧的な態度を示すのに，男性看護師にはそういった態度はみせない場合のように，それが主に患者側の問題である場合も確かにある。しかし，患者が「人を選ぶ」という現象には，お互いの相性や我々スタッフ側に主な要因があることも少なくない。

　スタッフ側の要因を説明するために，読者の皆さんが，複数の店員のいる馴染みの店に洋服を買いに行った，という場面を想像していただきたい。そこには，自分の好みを良く知っていてくれて，応対も穏やかで，押しつけがましくない，お気に入りの店員がいる。その他にも，そっけない応対をする店員や，とにかく買わせようとして何でも「良くお似合いですよ」とわざとらしく言う店員，客の好みはそっちのけで一方的に洋服の説明をする店員も

いたとする。店を訪れた時，その日勤務している店員の中にお気に入りの店員がいたとしたら，みなさんは，当然その店員のところに相談に行かれるだろう。もし，その店員が，今日は勤務していないとわかったら，さっと店を一回りして帰るかもしれない。もちろん，皆さんの中には，なんでも「似合う」と褒めてくれる店員が好きな客も，放っておいてくれる店員が好きな客もいるだろう。

　患者が「人を選ぶ」という現象の中には，これと同じように，相性やスタッフ側の要因も関与しているのである。ましてや子どもは正直なので，相性の良いスタッフのところに寄って行くのは，きわめて自然なことである。したがって，子どもが「人を選んでいる」と感じた時には，それが，主に子どもの側の要因なのか，相性なのか，スタッフ側の要因なのか，謙虚に見つめる必要があるし，そのことにある程度寛容でいられる懐の深さが求められる。医師の立場からすると，「主治医は簡単に交代できないから，せめてその日の担当の看護師は子どもに選ばせてあげ欲しいな」というのが本音である。

Column　転移と逆転移

転移

転移とは、患者から治療スタッフに向けられるもので、患者が、両親など、本来自分にとって重要な人物に向けるべき感情を、治療者に向けてしまう現象をさしている。転移は、肯定的で親近的な感情を伴う陽性転移と、否定的で拒否的な感情を伴う陰性転移の2つに分けられる。

逆転移

患者によって引き起こされる、治療スタッフ側の感情反応を、逆転移という。例えば、治療スタッフが、母親との葛藤が未解決のままだった場合、同様に、母親との葛藤に苦しんでいる患者に接した時に、自分の問題と重ねて必要以上に同調したり、反対に自分の問題に触れることを避けて防衛的になったりする。

11）転移・逆転移を治療的に取り扱うには

　保護者から一定の距離を置いた形で治療をおこなう入院治療は，転移感情を治療スタッフ（主治医，プライマリー，その他のスタッフ）に向けやすい治療構造であり，力動精神医学的観点に立った治療ではきわめて重要な要素となる。

　第1章の「面会と外泊」の項で述べたように，親の面会が頻回で長時間だと，現実の親子関係と転移を向けるスタッフとの関係が混在し，治療が停滞することがあるため，面会の頻度や時間を工夫する必要がある。

　また，子どもにかかわるスタッフ全員が，転移や逆転移のメカニズムを理解していないと，こうした感情を治療的に取り扱うことが困難になる。医師たちは，「スタッフが転移・逆転移という現象を理解し，治療的に取り扱うスキルを身につけられるよう援助することは，自分たちのミッションである」と心得て，講義やカンファレンスなどで，わかりやすく伝えていかなければならない。その際，子どもが向ける感情を全て転移で片づけるのではなく，スタッフ個人に向けた感情も含まれうる，ということについても上手に説明していかなければならない。

　入院治療において，転移・逆転移を治療的に取り扱うプロセスは，大まかに，以下のような段階で展開すると考えられる。

①養育者等に抱いてきた感情（甘え，依存，怒り，など）をスタッフに向ける。
②①の感情を向けられたスタッフは，転移が起きていることや，自らが抱いた逆転移を理解し，転移された感情を受け止めつつ，親子のような悪循環にならないよう工夫しながら粘り強く対応していく。つまり，子どももスタッフ自身も，何とか生き延びていけるように凌いでいく。
③こうしたやり取りの中で，内的な葛藤が少しずつ整理され，心理的に成長し，子どもの感情表出やスタッフとの関係性が変化してくる。
④同時並行して，主治医などが，親面接を通して，親の養育態度の改善や支持機能の向上を促していく。
⑤両者に一定程度の改善が認められたと判断したら，面会や外泊等を通して，現実の親子関係の改善を促していく。

12）子どもに対する陰性感情をコントロールする

　我々スタッフが，子どもに対して，怒り，困惑，嫌悪，拒絶など，さまざまな陰性感情を抱くことがある。そこには，症状への巻き込みや操作的な態度といった子どもの精神病理，転移・逆転移，自分と子どもとの相性といった，さまざまな要素が複雑に絡まっていることが多い。子どもに対する陰性感情に気づいたら，自分がなぜこの子に陰性感情を抱いているのかを考えてみる。先に挙げたような観点から考えてみることで，子どもの特徴や精神病理，さらには自分自身の性格特徴についても見えてくるようになるだろう。このことは子どもとかかわるうえで，重要なヒントを与えてくれる。

　スタッフ間では陰性感情を共有してもよいが，子どもの前では自分の感情をコントロールして接する，これがプロとしてのこころ構えである。筆者は，スタッフたちに「私たちも人間だから，子どもの言動に傷ついたり，腹が立つこともある。そういう時には，たとえば，休憩室など，子どもの目につかない"舞台裏"（スタッフ・ステーションは"表舞台"なのでダメ）で『こんなこと言われたのよ！　ムカつく！』などと，スタッフ間で本音を出し合うことがあってもいいでしょう。でも，私たちはプロですから，休憩室を出る前に，鏡を見て，ニコッと笑って役者に戻り，その子とは穏やかに接しよう」などとコメントしている。

13）普遍化することの危険性を認識しておく

　「私たちが子どもの頃はこうだったから」「自分の子どもには，こうやってうまくいったから」というように，自分の子ども時代の体験や自分の育児経験を普遍化し，ケースにあてはめることの危険性を認識しておく必要がある。

　また，「あの子はこんなふうに上手くいったから，この子もそれでいいはず」など，限られた臨床経験を普遍化することも同様の危険をはらんでいる。

　あたり前のことではあるが，同じ疾患であっても，子どもの能力や性格特徴，育ってきた環境，現在の保護者の養育機能などの違いによって，治療の道筋はまさに十人十色であり，「オーダーメイド」の治療計画を立てていか

なければならない。そういう意味では、児童精神科の入院治療は、クリニカル・パスにはなかなかなじまない領域なのかもしれない。

14) 準夜帯の看護の重要性を認識しておく

子どもは、夜になると、物悲しくなったり、人恋しくなったり、疲労を感じたりして不安定になりやすいものである。この時間帯になってから、スタッフに相談したり、話を聞いてもらいたがる子どもたちも多い。それゆえ、児童精神科の看護においては、夕方から寝るまでのかかわりが、多大な労力を要すると同時に、重要な部分でもある。特に、教育施設が併設されている病棟では、日中は登校時間に充てられることが多いため、子どもたちとの関わりがこの時間帯に集中することになり、その重要性がさらに高まることになる。したがって、この時間帯の看護力が、その病棟の治療力のかなりの部分を占めていることを認識し、遅出などの工夫をしながら、マンパワーを充実させなければならない。

15) 巻き込まれることの治療的意味を理解する

児童精神科の入院治療では、スタッフが子どもの症状や行動に「巻き込まれ」て、治療が混乱することがしばしばある。ここでは、強迫行為を一例に挙げながら、巻き込まれることの治療的意味について考えてみたい。

入院前の子どもと保護者は、強迫行為への巻き込みをめぐって、以下のような悪循環に陥っていることが多い。子どもが保護者を強迫行為に巻き込むことについて、最初はこころからその求めに応じていた保護者も、その際限のなさに次第に辟易してくる（嫌々付き合う）ようになる。子どもは保護者のそうした気持ちの変化を感じ取り、付き合ってもらっても安心することができずに、強迫行為がエスカレートする。そして、保護者はますます強迫に付き合うことに辟易する、といったパターンである。このような悪循環の中で行き詰まった子どもたちを入院で引き受ける際に、確認などの巻き込む行為についてどう対応するかは、意見の分かれるところである。始めから巻き

込む行為には応じない，という考え方で治療をおこなっている医療機関もあるだろう。

　筆者は，限界を明確にしつつも，まずはある程度「巻き込まれ」て，「確認」に応じたり「保証」したりしなければ，治療的な関係を築くことはできない，と考えている。というのは，入院当初の彼らは「巻き込む」ことでしか人との関係を築けない，という状況にあることが多いので，初めて出会ったスタッフが，安心できる唯一の手段である「確認」や「保証」にまったく応じてくれないとわかったら，スタッフを信頼するなど到底困難であろうと考えているからである。

　したがって，入院当初はある程度「巻き込まれ」たうえで，保護者と同じような悪循環に陥らないような工夫をしていくことになる。この時，我々スタッフは，自分たちが保護者と違って十数名で分担できることを認識しておく必要がある。つまり，「お母さんは1人でこの何倍のことを毎日やってきたのだな。とても大変だっただろうな。それに比べれば，私たちは十何分の一でしかないから頑張ろう」などと考えてみるのである。それだけで，巻き込まれることに対する気の重さは幾分和らぐものである。こうして強迫行為にある程度巻き込まれながら，子どもとの信頼関係を育みつつ，「押し戻す」タイミングを図っていくことになる。この「押し戻す」時が，子どもと向き合う時であり，治療のターニングポイントでもある。「これだけ真剣に付き合ってくれた人が言うのだから，自分も少し工夫していかないとなあ」などと彼らが思ってくれた時，「巻き込まれた」ことが治療的なかかわりだったことになるのである。そして，その後は，彼らが自分の不安をコントロールして，強迫行為を簡略化できたり，短時間で切り上げられるようになることを支持していくことになる。

　もちろん，入院前に，スタッフを強迫行為に「巻き込まない」という治療目標で子どもと合意できている場合は，わざわざ巻き込まれる必要はない。また，強迫と自閉症スペクトラム障害が合併している症例などでは，むしろ入院当初から，「治療のために，確認には応じません」などと，巻き込まれ

ないことを明確にしておいた方が治療的な場合もある。

　ところで，話題は少し変わるが，巻き込まれ方とスタッフの関係にはいくつかのパターンがある。強迫行為を例にとると，対応するスタッフによって強迫行為に要する時間が異なることがしばしばある。短時間ですむ，という状況の中には，「スタッフとの関係が良好で，子どもが安心して早く終われる場合」と，「関係があまりうまくいっていないために，子どもが，巻き込もうとしていない，いわば，最初からあてにしていない場合」とがある。長時間になってしまう状況でも，「甘えてつい長くなってしまう場合」と，「いくらやっても安心できなくて長くなる場合」とがある。このように，対応するスタッフによって，強迫行為の時間に著しい差異が認められるような場合，あるスタッフから，「自分が担当した時には確認がほとんどないので，付き合わない方が治療的なのでは」という意見が出ると，一見それが正しく思え，病棟の「世論」になりかけることがある。しかし，全体をよく見渡すと，子どもとスタッフとの関係性が影響していて，あるスタッフに対して子どもが「我慢した」つけが，関係が良好なスタッフにまわっている，ということもけっこう多い。こうした状況に陥った時の主治医や病棟医の対応は，なかなか難しい。スタッフに前述したようなパターンを解説しても，かえって反発を買ったり，スタッフ間の深刻な分裂を誘発するだけに終わる危険性もある。したがって，個別のケースとして解説するよりも，講義などの機会に一般論の形で話し，そのケースに関しては，スタッフが一貫した対応をおこないながら，この時期を凌いでいくことを支持していく方が無難である。

2. 場面ごとの対応の要点

1) 子どもにアドバイスを求められた時には

　日々の看護の中で，他児とのかかわり方，親との接し方，将来のことなど，

子どもからアドバイスを求められることがある。こうした時には、以下のことに留意して子どもに対応する。

　①まず子どもの話を真摯に聴いてみる。そのうえで、子どもの気持ち（辛い、怒り、不安など）を汲む。子どもが「ちゃんと話を聴いてもらえた」、「気持ちを汲んでもらえた」と感じてくれれば、ある程度落ち着くことも多い。「愚痴を聴いてもらう」効用の1つである。

　②それだけでは満足せず、何かしらのアドバイスを求めてきた時には、日頃のミーティングなどで、その子にはどういう方向で助言することになっているかを思い出し、それに沿って助言する。

　③自分の経験・人生観からアドバイスすることはしない。

　④どうしてもいいアドバイスが浮かばない時には、「うーん、考えてみたけど、ちょっとすぐにはいい答えが見つからない難しい問題だね。私も少し考えてみるから、また一緒に考えてみようね」などと正直に返していく。

2) 子どもに何かを依頼された時には

　子どもに、物事（ルール上は認められていないことや夜間になっての外泊希望、など）を頼まれた時には、アドバイスの場合と同様、まず子どもの話を聴き、それを求める子どもの気持ちを理解することに努める。その上で、その場で応えられることと、一時保留とすべきことを区別して、子どもにできるだけわかりやすく理由も添えて説明する。もちろん、子どもは「待つ」ことが苦手なので、可能な限りその場で対応できるよう、日頃からスタッフ間で、想定される出来事を議論しておくことが重要である。

3) 子どもに「他の人には絶対内緒にしてね」と秘密を打ち明けられた時には

　主治医や看護スタッフ、時には心理療法を担当している心理士などが、子どもにさまざまな秘密を打ち明けられ、「他の人には絶対に内緒にしてね」

と言われて，困惑することがある。こうした時に，どう対応すべきかについて考えてみたい。

　まず，子どもが，前もって「他の人には絶対秘密にする，と約束してくれるなら話したいことがある」と言ってきた時には，どうしたらよいであろうか。この場合には，「それは話の内容によるよね。例えば，あなたを守るために必要だと判断した場合は，必要な人に話すこともあるよ。その判断は私に任せて，悩んでいることを話してみてくれるかな」などと答えて，秘密にするという約束は避けるべきである。というのは，深刻な自殺念慮などを打ち明けられた場合，自分だけで抱えておくことはできないし，「秘密を守る」と約束しておいて，内容を聞いてから「やっぱり秘密にしてはおけない」ということになれば，子どもとの信頼関係はガタガタになるからである。子どもが「秘密にしてくれなければ打ち明けられない」と話すことを拒んだ時には，あまり深追いはせず，「あなたが何かで悩んでいることはわかったし，その悩みを一緒に考えていきたいと思っているから，話せるかどうかよく考えてみて」といった言葉をかけて，子どもが再び相談に訪れるのを待つことになる。

　さて，こうした下ごしらえをしたうえで，子どもの打ち明け話を聞いた後の対応について考えてみよう。原則は「子どもから知り得た情報は，スタッフ間で共有する」ということであるのは言うまでもない。しかし，打ち明け話の内容は実に多彩であるため，原則通りにはいかないことも多い。筆者はおおよそ以下の3つの対応に大別されると考えている。

①スタッフ間で共有し，そのことを本人に伝える
　深刻な自殺衝動の高まりや，他の子どもからの深刻ないじめなど，本人や他の子どもに対して早急な介入が必要な場合などがこれにあてはまる。内容によっては保護者にも報告しなければならない。子どもには「よく話をしてくれたね。今までつらかったね。最初にも言ったけど，これは，あなたを守るために，大人が力を合わせて応援しなくてはいけないことだと思うよ。あ

なたのつらさをスタッフみんなが知っておくべきだし，あなたを支えるためにどうしていけばいいか，知恵を出し合って考えなければならないから，スタッフには話をしなければならないと思う。でも，あなたがいろいろな人とこの話をするはつらいだろうから，あなたと話し合う大人を，私か，あるいはあなたが希望する誰か1人か2人にすることはできるよ」などと説明して，できるだけ安心感を与えるように努めていく。

②スタッフ間では共有するが，そのことを本人には伝えない

　例えば，「最近，他の子から仲間はずれにされてつらい」と打ち明けた後で，「まずは自分で何とかやってみるから」とか，「他のスタッフに同情されたくないから」といった理由で，「今はそのことは内緒にしておいてほしい」と訴えることがある。その他にも，恋愛感情，他児のルール違反，他児同士の対立やいじめ，といった内容がここに含まれる。現段階では，他児への介入などはおこなわないが，スタッフが協力して状況を見守っていく必要があると判断した場合には，子どもの気持ちを「半分」尊重して，本人にはスタッフ間で共有していることを伝えないことがある。

　こうした手法を用いる際にきわめて重要なのは，打ち明けられた者以外のスタッフ全員が，「自分はそのことを知らない」というお芝居を貫くことである。そのためには，ミーティングや申し送りノートなどを活用して，「情報を共有するが，そのことを子どもは知らない」ことを徹底して確認しておかなければならない。子どもが「秘密を守ってもらえなかった」とわかったら，打ち明けたスタッフばかりか，病棟スタッフ全体への信頼を一気に失ってしまうことになってしまうので，慎重に事を運ばなければならない。そして，介入するタイミングが来たと判断した時に，子どもとあらためてその話題を取り上げることになる。

③情報は共有せず，責任者にだけ報告しておく

　これは，そう多くあることではないが，子どもの打ち明け話を，スタッフ

全員で共有しにくい時がある。一番多いのは，子どもから「○○さんは冷たい」，「△△さんにこんなひどいことを言われた」など，特定のスタッフに対する陰性感情を打ち明けられた時である。

　本来であれば，子どものこうした陰性感情は，スタッフ間で共有し，子どもを理解する手がかりにしていくことが理想ではある。しかし，現実には，話を聞いたスタッフがカルテや看護記録にその事実を記載したり，当事者にそのことを伝えることは，なかなかしづらいものである。また，対象となっているスタッフのパーソナリティによっては，情報の共有が，スタッフの深刻な分裂への引き金を引く結果になったり，そのスタッフの子どもへの対応がますます不適切になる，といった事態が予測されることがある。

　情報の共有が決して治療的にはならないと判断した場合には，スタッフ全員で共有する前に，まず，病棟医や看護師長などの責任者にだけ報告するのが無難である。報告を受けた責任者は，当面見守るべきか，即座に介入すべきか判断することになる。そして，そのスタッフの言動があまりにも度を越していて見過ごせない場合には，そのスタッフと直接話し合い，その言動の不適切さそのものを取り上げることになる。内容によっては，その職種の管理部門（看護部など）に報告し，勤務のあり方を相談しなければならないこともある。その際には，子どもに，対象となるスタッフと話し合いを持つことを伝えなければならない。もちろん，子どもを守る万全の態勢を整えて事にあたることは，言うまでもない。

4）子どもが親への陰性感情を言語化した時には

　入院の経過中に，子どもが親に対する陰性感情を言語化することがしばしばある。それは，幼少時に大事にされてこなかった，といった過去の出来事の場合もあるし，現在の家庭状況や親の言動に対する不満の場合もある。確かに，内容によっては，「ひどい親だ」と，こちらも腹立たしくなることもあるが，「確かにそれは，お母さんちょっとひどいね」などと，子どもの前で親を非難するのは避けるべきである。

なぜ，避けるべきか，ある夫婦の会話を例に説明してみよう。妻の方が，自分の母親とちょっとしたことから口論となって，その愚痴を夫に聴いてもらっている場面を想像していただきたい。妻は，今回のことに限らず，自分が子どもの頃から，母親らしいことをしてもらえなかったことや，傷つくことを言われてきたことなど，母親がいかにひどい人かということを延々と夫に訴える。夫は，最初はうなずきながら話を聞いていたが，妻の話は一向に収まる気配がない。そこで夫は，妻を慰めるつもりで「そうだね。お母さんは自分勝手なところがあるし，ちょっとひどいよね」と発言した。すると，妻は，キッと夫をにらみつけ「あなたに私の親のことを悪く言われる筋合いはないわ！　あなたの親なんか孫の顔を見にも来ないじゃない！　それでも私があなたの親の悪口を言ったことがある!?」と詰め寄り，夫はたじたじとなる。このように，自分が親の悪口を言うことと，他人に自分の親の悪口を言われることは，まったく別のことなのである。
　ましてや，前思春期から思春期の子どもの場合，「甘え・依存」と「反発・独立」の両価性が高まる時期であり，ネガティヴな内容を言語化したとしても，その内面は，大人よりはるかに複雑である。これは，児童虐待のほとんどのケースでもあてはまることである。それゆえ，子どもが親を非難したとしても，我々「他人」であるスタッフが，一緒になって非難することは避けなければならないのである。逆に，「自分を育ててくれた親の悪口を言うものじゃないわ」，「お母さんもあなたのためだと思って言ってるのよ」など，親を非難したことをたしなめたり，親の立場に立ったコメントをすることも避けなければならない。そんなふうに言われたら，親子関係の苦悩を言葉にした子どもの立場はなくなり，今後そのスタッフに，自分の苦しい胸の内を明かすことはなくなるだろう。こうした時には，「そんなふうに言われちゃったんだ。それはつらかったね」など，親とのやり取りの中で，子どもが体験した感情を汲むことに留めておくのが原則である。

5）子どもが退院を希望した時には

　主治医が，退院するにはまだ早いと考えている段階で，子どもが退院を希望することがしばしばある。医療保護入院の場合には，保護者に入院継続の意思を再確認した上で，入院治療の必要性を子どもに改めて説明し，入院治療を継続していくことになる（もちろん，精神保健福祉法に則って，退院請求できることは伝える）。また，任意入院であっても，症状の重篤さなどから，その時点では，入院継続の必要性があると判断した場合には，本人にとっては不本意であっても，医療保護入院に切り替えるなどの手続きをおこなって，入院を継続することになる。

　問題となるのは，本人の同意が揺らぎ，しかも医療保護入院に切り替える要件を満たさない任意入院の場合である。もちろん，任意入院であるから，子どもが退院を希望した時には，原則的に退院としなければならない。しかし，親元から離れていることへの不安，病棟での対人関係の問題，進学など今後の生活への不安など，さまざまな理由から「道半ば」で退院を希望している時には，そのまま「素通り」させずに，「ひと呼吸」おきたいところである。すなわち，入院の目標や，それがどの程度達成できたかを振り返り，退院後の生活について子どもと再検討する，といった作業をおこなうのである。その結果，子どもが，入院の継続を決意することもある。

　一方，こうした作業をおこなっても，子どもが退院を希望した場合には，今回の入院を「第1ステージ」と考えて，よい形で送り出すことを心掛ける。そうすることで，子どもは，主治医が自分の意思を尊重してくれたことを実感し，その後の外来治療がスムーズに展開する。そして，それは，「第2ステージ」，すなわち，子どもが再び行き詰まった時に「またあの病棟を利用してみよう」と考えることにつながっていくのである。

　治療者の考えを押し付けたり，あるいは保護者と一緒になって説得するといった姿勢はなるべく避けたいところである。というのは，その時は入院の継続に同意したとしても，子どもの中に「自分の気持ちをわかってもらえなかった」という思いが残るため，その後の治療がなかなか展開せず，子ども

も治療スタッフも立ち往生してしまう，といった事態に陥りやすいからである。また，「説得に失敗」し，退院した場合には，外来治療の経過の中で再び行き詰まった時に，子どもが再入院という方法を選ぼうとしないため，治療の選択肢が限られてしまう，といったことにもなりかねない。したがって，子どもが退院を希望した時には，その子の治療の「先の先」までを視野に入れながら，適切に対応していかなければならない。

6) 子ども間のトラブルを治療的に取り扱うためには

　子ども間のトラブルには，一対一の対立，グループ間の対立，いじめ，異性間のトラブル，物やお金の貸し借り，盗難など，実にさまざまなものがある。そして，その渦中にある子どもの病態も多様なため，対応には苦労することが多い。ここでは，子ども間のトラブルへの対応について，筆者の基本的な考え方について述べる。

①状況をなるべく正確に把握する

　何が起きているのか，その背景にはそれぞれどのような感情や葛藤が存在するのか，各スタッフが情報を持ち寄って，なるべく正確に状況を把握することが前提となる。暴力など，事象が明らかで，即座に介入しなければならない場合は別として，状況が正確に把握できるまでは，アクションを起こさない方がよいことも多い。それぞれの子どもに話を聞いたり，周囲の子どもたちからの情報や，その前後に子どもとかかわったスタッフの見解などを総合して，評価することになる。ここで，心に留めておかなければならないのは，主治医やプライマリーなど，陽性感情を向けられているスタッフは，無意識的に，担当している子どもの側に立って状況を評価してしまうことがある，ということである。そうなると，スタッフが，子どもの対立やいじめの「代理戦争」をしてしまうリスクが高まることになる。こうした事態を防ぐためには，お互いがこうしたリスクを意識しておくことはもちろんであるが，時として，病棟医や病棟師長などが，中立的な立場からチームとしての評価

をまとめる役割を担わなければならないこともある。

②対応方法をスタッフ間で検討する

　さて，事態が把握できたところで，対応方法をスタッフ間で検討することになる。誰がどのような役割を担うのか，個別に話をするのか，当事者同士の話し合いにするのか，など，治療的な観点から検討していくことになる。
　主な介入方法としては，
- 個別に，主治医や看護師が話を聞いたり直面化する
- 当事者同士の話し合いの場を設定し，それぞれの主治医も参加して介入する
- 病棟医や主治医，さらには看護スタッフも参加して，集団を対象に直面化をする

などがある。なお，直面化の方法については，あとで詳述する。
　実際には，準夜帯や休日など，主治医が不在だが，子どもに即座に介入しなければならないことも多い。その場合は，当直医や看護スタッフなどの現有戦力で，知恵を絞って介入の方法を工夫しなければならないこともある。
　また，いじめなどの場合に，いじめられた子どもが，「話し合うと，後で『ちくったな』って言われてよけいいじめられるから」といった理由で，介入を拒むことがある。この場合は，「いじめは絶対に許されないことだし，そういうことがあれば，我々大人が毅然として対応するから，君も勇気を出そう」と，スタッフがいじめた子どもと話し合うことを受け入れるよう支持していくのが原則である。しかし，それでも介入を拒否する場合は，今後同じようないじめにあったら，必ずスタッフに相談することを約束したり，直接的な介入はしないものの，いじめている子どもに「警告」として，通常のミーティングで一般論としていじめについて話題にすることは了解するよう促す，といった対応が求められる。もちろん，いじめの内容や子どもの受けたダメージが深刻な場合には，いじめられた子どもが拒否していても介入することもある。

③保護者への説明と報告

　保護者には，入院時に，子ども同士のトラブルの可能性と，スタッフの対応について大まかに説明しておく方がよい。具体的には，子ども同士のトラブルは最大限減らすように努力しているが，対人関係が苦手な子どもたちが24時間生活を共にしているので，完全になくすことは困難であること，トラブルが起こった時には，それぞれの子どもの成長になるよう対処すること，悪質な暴力等が認められた場合には退院していただく場合もあること，などを伝える。

　トラブルが起こった際には，原則として，その内容を保護者に報告すべきである。しかし，報告しない方が治療上妥当であると判断した場合には，主治医あるいは病棟医の責任で，保護者に報告しないこともある。例えば，子ども同士の対立や異性間のトラブルがあり，スタッフの介入で事態は解決し，どちらの子どもも「もう解決したことなので，保護者に報告しないでほしい」と希望している場合などである。また，「うちの親はこういう時，相手を一方的に悪いと決めつけるので，話すと余計ややこしくなるから話さないでほしい」とか，「僕の親は，大げさに考えて，『こんな病棟には安心して任せられない』とかいって退院させられると困るから言わないでほしい」などと訴える場合もある。こうした子どもの意見が妥当だと判断した時には，子どもたちの気持ちを汲んで保護者に報告しないことが多い。後になって，事が明らかになった時には「子どもたちだけで解決できたので，子どもたちの判断に任せました。お子さんには，少しずつ問題解決能力が育ってきていますから，任せられることは任せてみましょう。いずれ退院して，外の世界でもそういうことはあるでしょうし，本当に困った時に，お子さんが助けを求めてくるような親子関係を大切にしていきましょう」などと説明していくのがよいだろう。

3. 直面化と行動制限

1）直面化の方法

　児童精神科の入院治療では，前述したような子ども同士のトラブルに加えて，ルールの逸脱，他者への暴力，自傷，飲酒，喫煙，性的行動化といった，さまざまな問題行動が出現することがある。こうした時には，問題の性質や，対象となっている子どもの精神病理や特徴を評価した上で，多様な方法を使って直面化をおこない，問題行動を治療的な方向へと導かなくてはならない。直面化の方法としては個人を対象とした方法と，集団を対象とした方法に大別される。具体的には以下のようなものが挙げられる。

①個人編
● 面接

　直面化の方法としては，主治医による個人面接が基本となる。手順としては，問題行動に至った状況について，その子どもの説明を聴くことから始める。ふてくされて，なかなか話そうとしない子どももいるが，「まず君の話を聴こう」という態度を子どもに示すことが大切である。そのうえで，子どもの反応を見ながら，問題行動の背後にあるさまざまな感情に焦点をあてたり，その行動が子どもにとっていかに不利益となるかを説明したり，同じような状況になりそうになった時の対処法を一緒に考えたりしていく。もちろんこうした面接は，1回で成果をあげるようなものではないため，主治医にとっても子どもにとっても根気のいる作業となる。また，問題行動が起きた時だけこの話題を取り上げる，というやり方をすると，子どもに「また怒られる」と，面接を敬遠されるようになることも多い。したがって，問題行動を起こしていない時も，面接で取り上げて，問題行動を起こしていないことを評価する，といった工夫が大切となる。

● タイムアウト

　クールダウンが主な目的となる。発達障害圏や反応性愛着障害など，衝動コントロールの未熟な子どもたちが対象となることが多い。

　スタッフのかかわり方としては，大きく分けると2通りある。1つは，子どもをクールダウンする場所へ誘導し，子どもが落ち着くまで付き合う方法である。子どもが落ち着いたら，落ち着いたことを評価したり，状況を振り返ったり，この後の集団への参加についての「作戦会議」をおこなう。もう1つの方法は，子どもをクールダウンする場所へ誘導するところまでは一緒だが，落ち着いたら，ナースコールなどでスタッフに報告するよう伝え，子どもに1人でクールダウンさせる方法である。この場合でも，子どもが「落ち着いた」と報告して来たら，前述のように振り返りや「作戦会議」をおこなうことになる。大切なのは，あらかじめどちらの方法が適しているかを判断しておくことと，その手順を前もって子どもに知らせておくことである。

● 長期外泊

　長期外泊という直面化の方法は，任意入院で，しかも，子どもの入院継続の意志が揺るがない，と主治医が確信できる場合にのみ用いる方法である（第1章：外泊の項参照）。

　筆者は「今の君を見ていると，病棟での生活を大事にしていないように思えるよ。このままのやり方で入院を続けることを許可するのは難しいな。しばらく自宅に戻って，ここが自分にとって大切な場所かどうか考えてきてほしい。もし病棟が君にとって大切な場所だと再確認できれば，これからの病棟生活をどう変えていけばいいのかということについて，答えも出るんじゃないかな。そして僕も君の答えに納得できたら，入院生活を再スタートしよう。それまでは，外泊の形で面接を続けよう」などと話すことにしている。

● 退院

　長期外泊をしても行動化が改善せず，子どもの入院継続の意志が曖昧である場合に，「仕切り直し」として退院という方法を用いることがある。また入院に同意しながらも，「退院したい」ための行動化と理解できる場合にも

用いることがある。いずれにしても，長期外泊と同様，任意入院で入院している子どもたちに用いる直面化の方法である。ここで大切なのは，子どもや保護者に，この退院は，あくまでも，入院の意義を外来で再検討するための退院であり，決して「厄介払い」ではないということを，しっかりと伝えるということである。そうでないと，治療関係そのものが壊れてしまい，外来治療からドロップアウトしてしまうことにもなりかねない。

　筆者は「今の君を見ていると，ここでやっていきたいかどうか，迷っているように見える。一度退院してみて，外来でいろいろ考えていこう。その中でやっぱりここが必要だと思ったら，その時はまた入院について再度検討しよう」と提案することが多い。

● 行動制限

　激しい自傷や精神運動興奮など，まず子どもを「守る」ことが最優先される場合に用いる。行動制限については，次の項で詳述する。

②集団編

　ここでは，自ら決意して任意入院で入院してきた子どもが多くを占める，開放病棟をイメージして，集団を対象とした直面化について述べる。もちろん，閉鎖病棟での介入にも利用できる部分もある。

● 集団によるいじめが認められる場合

　集団によるいじめに対する介入としては，いじめに加わっている当事者全員を集めて直面化をすることが多い。また，いじめの対象が頻繁に入れ替わったり，今後拡大する恐れがある時などは，入院している子ども全員（隔離中などの子どもは除く）を対象とする場合もある。

　筆者は「この病棟で一番大切なルールは，人を傷つけないことだったよね。それに，人に傷つけられた痛みを一番わかっているのは，入院する前に，人間関係でつらい思いをたくさんしてきた，君たち自身なんじゃないのかな。僕たち大人も含めて，人間はすべて不完全な生き物だから，気に入らないこともあるだろうけど，みんなここしかないと思って入院してきているから，

人間関係がつらくてここに居られなくなる，という事態だけは絶対に認められないことなんだ。それぞれが自分の目標を達成して退院してほしいんだよね。もし，誰かのふるまいに頭に来たりした時には，本人にぶつけず，まずスタッフに言ってくるようにしよう」などと子どもたちに話しかけている。

● ルールの逸脱などが集団でエスカレートしている場合

　ルールの逸脱などの行動が，集団でエスカレートしている時にも，集団に対して直面化をおこなうことになる。こうした時には，それが自分たちにとって，不利益になっていることを伝えるなど，子どもの心に届く話し方を心掛けていく。

　静岡県立こころの医療センターの児童病棟では，夜の「馬鹿騒ぎ」がエスカレートしてきた時に，しばしば緊急ミーティングを開いてきた。児童病棟は，成人病棟の上の階に位置していたため，下の階の成人病棟の患者やスタッフから苦情が来ることがあった。筆者は，ミーティングの場で，こうした苦情も取り上げながら，「この病院全体の消灯時刻が，以前は9時だったことは知ってるよね。それをみんなと話し合いながら，偉い人たちと交渉して，少しずつ消灯時間を遅くしてきたよね。大人の患者さんたちの中には9時に寝ないといけない人たちがいるから，その人たちの迷惑にならないように起きている，ということがそのときの条件だったよね。今の君たちの過ごし方では，下の階からも苦情がきているし，このままだと遅かれ早かれ偉い人から『元に戻しなさい』と言われることになるよ。そうなったら，我々も君たちを守れないよ。せっかくみんなで努力して広げてきたルールを，自分たちで窮屈にしてしまっていいのかい？　僕が知っている限りでは，全国の子どもの病棟の中でもここの自由さはトップクラスだと思うよ。これを維持していけるかどうかは，君たちにかかっているんだよ」などと話し，子どもたちに「度が過ぎている」ことを直面化してきた。

　第1章の「病棟のルール」の項でも述べたように，児童精神科の入院治療においては，治療の枠組みやルールをめぐる，子どもとスタッフのやりとりそのものが治療の要素の1つになる。そのため，こうした直面化の時期を適切に判断することも，治療スタッフの重要な仕事となる。

2）行動制限を治療的なものにしていくためには

　児童精神科の入院治療においても，激しい自傷や自殺企図，神経性無食欲症の子どもの過活動や経鼻栄養チューブの度重なる自己抜去，幻覚妄想による混乱した状態，精神運動興奮状態など，やむを得ず隔離や拘束などの行動制限をおこなわなければならないことがある。

　しかし，やむをえずとはいえ，行動制限をおこなう以上，これを治療の重要な転回点として捉え，「子どもとじっくりかかわるチャンスが来た」と考えなければならない。行動制限が治療的に成功するかどうかは，そこに「子どもを抱える」という肯定的な意味合いを，どれだけ持たせられるかにかかっている。

　子どもたちが，「行動制限をおこなう前よりも，スタッフがかかわってくれることが減った」とか，「スタッフが冷たくなった」と感じたりすれば，「自分は悪い子だから構ってもらえない」，「罰を与えられた」といった，見捨てられ感や罪悪感を抱かせることになってしまう。また，スタッフ側が，子どもを隔離・拘束することに対して，「かわいそう」，「本当はしたくない」といった感情をそのまま表出して子どもと接することも，彼らの罪悪感を増強し，行動制限が治療的な行為とならず，子どもに「傷」を残しただけの体験で終わってしまう危険を孕んでいる。したがってスタッフは，行動制限の治療的意義を理解し，こうした事態に陥らないように，細心の注意を払って子どもとかかわっていかなければならない。

　スタッフは，行動制限に至ってしまった子どもの悲しさや挫折感などを汲みながら，「でも，これまであなたなりに頑張ってきたと思うよ。今はひと休みということ。少しゆっくりして，それから一緒に立て直していこう」と休むことを保障する。また，清拭などの身体ケアを通して，子どもが他人に「委ねること」を支持していく。そして，これまで抱えてきたさまざまな感情を言語化したり，自分の行動や人間関係を振り返ったり，これから先の生活や他者との関係について考える，といった時間を可能な限り確保していくことが大切である。子どもにとって，行動制限が，「守られた」，「大事にさ

れた」,「気持ちを整理する時間になった」と感じられる体験になるよう支援していくことが,治療スタッフに課せられた重要な使命なのである。このように,子どもが,行動制限を肯定的な体験として捉えることができたとき,行動制限の前と比べて驚くほどの成長を遂げ,穏やかなこころを獲得していくことを,臨床ではしばしば経験する。

4. 主治医として治療に行き詰まった時には

　子どもの入院治療に携わっていると,治療が思ったように進展せず,打開策も見えない「強者」の患者にしばしば遭遇する。主治医は,他のスタッフの視線も気になり,かといって弱音を吐くわけにもいかず,何とか状況を打開しようとして焦り,打つ手が「空振り」するとさらなる焦りを生む,といった悪循環に陥ることがある。こうした時,事態を打開するためにどうすればいいのだろうか。30年近く入院治療を実践していても,なかなか答えが見つからないが,ある講演で質問され,その時筆者の頭に思い浮かんだことを述べてみたい。

　もちろん,臨床家として,以下のことを実践すべきであるのは言うまでもないことであろう。
- その症例の治療について,昼夜「考え抜く」。
- 病棟で,その患者をよく知っている上司等に時間を取ってもらい,スーパーバイズを受ける。
- 同僚（時には部下）に気軽に相談する。
- 多職種カンファレンスで知恵を出し合う。
- 自分が参加している症例検討会に症例を提示し,他の臨床家の意見を聞く。

その上で，ケースによっては以下のような対応をすることで，治療の糸口や対処の方法が見えてくることもあるのではないだろうか。

1) 入院前に起こりうる事態を予測し，スタッフ・保護者・関係機関で共有しておく

　入院前の情報等から，入院治療が難渋する（退院の見通しが立てにくい）ことが明らかな症例を引き受けざるをえないことがある（できれば引き受けたくないが，病院の立場上そうもいかないことがある）。

　こうした症例の場合には，治療に難渋しそうな点を具体的に示し，それを保護者や治療チーム，および関係機関と，入院前に共有しておくことが大切だろう。そうしておくことで，看護スタッフの覚悟が決まりやすくなるし（時には『そんな大変なケースを受けるんですか!?』と敬遠されたり非難されることもあるが……），治療に難渋していても，保護者に納得してもらいやすい。また，関係機関と入院の目標を到達可能なものに調整したり，次の一手について検討しやすくなるように思える。

　ただし，安易にこの手を使うと，いつも前もって言い訳しているように聞こえてしまい，関係機関との連携や，チーム医療にマイナスになるため，「特別の症例」に限定しなければならない。

2)「わからないもの」は「わからないまま」にしておく

　症状の重篤さや緊急性から，外来で見立てを十分におこなえないまま入院となる症例がある。そして入院後の観察や，親からの生育歴・病歴を聴取し直しても，患者の人となり（精神病理や病態水準等）がなかなか明確にならず，治療の方向性が見いだせないこともある。

　こうした時は，無理に仮説を立てて侵襲的になり過ぎたり，「だめもと」と根拠不十分な治療を試すなどの博打はせず，時には「分からないこと」は「分からないまま」にしておくことも必要に思える。これは，臨床家としては，何とも「気持ちの悪い」ものだが，その「気持ち悪さ」に耐えることも大切

なことのように思える。そして当面は「マイナスになる可能性が高いこと」を避けながら，子どもや家族との関係性の構築に主眼を置き，じっくり付き合おうと腹をくくる。そうしているうちに，その子の輪郭や治療の方向性がぼんやりと見えてくることもあるように思う。

3）「行き詰まり」を正直にスタッフと共有する

　前述したケースとは異なり，診立てや治療方針は一応立ったものの，治療が思ったように展開せず，難渋することがある。こうした時には，主治医は一人であがかず，肩の力を抜いて，多職種カンファレンスなどで「申し訳ないけど，正直なところ僕も今これといった治療の決め手が見つからなくて困ってるんだよなぁ……」などと，看護スタッフ等に正直に話し，弱みを見せることがあってもいいように思う。というのは，治療に難渋している時，看護スタッフは，主治医に「いったい何やってんのよ！」と苛立ちを感じたり，その子に対して心理的距離が遠くなったり，時には陰性感情をぶつけてしまい，そのことが治療を益々困難にするといった悪循環に陥る場合があるからである。

　主治医と看護スタッフとの"普段の関係が良好"であれば，「主治医も行き詰まっているんだなぁ」との共感や同情から，気合を入れ直して子どもに対応してくれるようになり，そのことが何らかのきっかけになることもあるように思う。

4）主治医の交代を考慮する

　主治医と，子どもや保護者との関係性が悪化し，治療経過に深刻な影響を及ぼしていると判断した場合には，上司や同僚と相談して，主治医交代を検討することも時には必要となる。ただし，これを安易に行うと，いわゆる「逃げ癖」がつき，子どもや保護者と良好な関係を構築するスキルが身につかないため，「きわめて特殊なケース」に限定すべきである。

第6章

病棟医として心掛けておきたいこと

本章では，筆者がこれまで児童精神科病棟を開設・運営してきた中で，心掛けてきたことについて述べてみたい。なお，筆者自身が公立病院の児童精神科病棟での勤務経験しかないことや，我が国では，児童精神科病棟を有する病院のほとんどが公立病院であることから，公立病院における児童精神科病棟の運営に関する事柄が多くなっていることをあらかじめお断りしておく。

1. 児童精神科の入院治療という「文化」が根付く努力をしていく

　一般の方々はもちろんのこと，教育・福祉など子どもにかかわる関係機関の方々，小児科医，さらには成人の精神科臨床に携わる一部の方々ですら，児童精神科の入院治療について具体的にイメージするのは，なかなか難しいことのようである。「児童精神科病棟ってどういう子どもが入るの？」「児童精神科の入院治療って何をするの？」といった質問を受けることが多い。これは，われわれ入院治療に携わる者の，情報発信の努力が足りないこともあるが，児童精神科病棟が全国的に少ない我が国の現状を考えると，無理もない話である。ましてや，児童精神科専用病棟を有していない自治体においては，その必要性を認識することすら困難であろう。

　筆者が静岡県立こころの医療センターに赴任して間もなく，院長の指示で県庁の担当部局の方に，児童精神科病棟の必要性について説明に行く機会があった。そして，その時の担当者の方の発言は，今も忘れられない印象的なものであった。筆者は，その場で，前任地の千葉県の児童精神科医療の現状について，児童精神科の病床数（千葉県では当時児童精神科病棟を有する医療機関が2つ，児童精神科医が病床の一部で摂食障害を中心に治療している病院が1つあった），病床利用率，人口などのデータを提示し，静岡県でも，今後少なくとも30～40床の児童精神科病棟が必要となることなどを説明した。しかし，それを聞いた担当の方は，静岡県では，今までそういう施設がなく

てもやっていけたのだから，必要ないのではないか，といった趣旨の発言をされたのである。また，「そういう入院が必要な子どもは静岡ではどうしてきたんですかね。なくても何とかなってきたんじゃないですか」とも述べておられた。当時は，まだ筆者も若かったこともあって，その発言に愕然とし，腹を立てたことを記憶している。しかし今では，それまで児童精神科病棟がなかったことを考えると，それも自然な発想だったのかな，と思える。それから20年余りの時が過ぎ，当院の児童精神科病棟に加え，県内にもう一つの児童精神科病棟が開設され，どちらもそれなりに機能している現状を見たら，その方はどんな感想を持つだろうか。

筆者は，児童精神科の入院治療というものは，それがなければ必要性も使い方もわからないが，慣れ親しんでくれば有用性が理解され，上手く使えるようになる，という点で，ある意味，「文化」のようなものではないかと考えている。そして，児童精神科の入院治療という「文化」がその地域に根付くのには，10年単位の年月が必要なのだろう，とも考えている。しかも，ただ年月を経れば自然に根付くというものではなく，病棟医をはじめとしたスタッフが，院内外でさまざまな努力をしてはじめて，しっかりと根付くのである。もちろん根付いたものを維持する努力を惜しめば，その文化は次第に衰退してしまうことになる。以下に，児童精神科の入院治療という文化を根付かせるために必要だと考えている事柄について，筆者自身の経験を振り返りながら述べてみたい。

1）病院内で児童精神科医，児童精神科臨床が認知されるための工夫をしていく

単科の精神科病院であれば，成人部門のスタッフたちに，総合病院であれば身体診療科のスタッフたちに，児童精神科医が「役に立つ」存在であることを認識してもらうことが大切である。

単科の精神科病院では，成人担当の精神科医たちとのカンファレンスや，若手の精神科医への児童精神医学の講義などがきわめて重要である。

筆者は，静岡県立こころの医療センター時代，月1回，若手の成人担当の精神科医たちと一緒に，「今困っているケースを持ち寄って知恵を出し合う」というコンセプトで，精神療法を中心としたケースカンファレンスを開催した。そこでは，成人の臨床に関する一般的なコメントに加えて，生育歴を詳細に取ることの大切さや，発達障害の診立て方など，児童精神医学的観点を加えたコメントをするよう心がけていた。それは，若手の精神科医たちにとって貴重な機会だったようで，思いのほか好評であった。

　一方，静岡県立こども病院のような小児総合病院では，心理士と連携して重篤な身体疾患を持つ子どもや家族，周産期センターの妊産婦の心理的なケアをおこなったり，せん妄などの精神症状の治療をおこなう，などのコンサルテーション・リエゾン活動が，児童精神科医（もしくは精神科医）を認知してもらううえで大切な仕事となっている。また，院内セミナーで「子どものこころの発達」や「保護者との上手なかかわり方」など，身体科の病棟や外来でも役に立つ内容の講義もおこなっている。さらには，身体科に入院してきた子どもで，虐待が疑われた場合の対応のアドバイスや，職員のメンタルヘルスに関する相談を受ける役割も担っている。

　このように，院内の児童精神科臨床以外の領域で，児童精神科医の存在意義を高めながら，本務である外来・入院治療の意義や具体的な内容を認識してもらう努力をしていくことになる。

2）管理職に児童精神科病棟の必要性を理解してもらうための工夫をしていく

　前述のように，現場のスタッフに児童精神科臨床を浸透させていくのと併せて，管理職に，児童精神科医療や専用病棟の必要性を理解してもらうことも大切である。例えば，自治体立の単科の精神科病院であれば，以下のように説明していく。

①自治体病院のミッション

　児童神科医療は政策医療の中核の1つであり，もはや，「子どもは診れないから」といった理由で，児童精神科医療に消極的な姿勢は時代遅れになりつつある。むしろ，子どもからお年寄りまで，精神障害全般を診ることが求められている。自治体病院は，児童精神科領域において，次のようなミッションを求められている。

- 児童精神科医療の「最後の砦」になる。すなわち児童精神科専用の病棟を設置する。なお，以前は不採算部門だったが，「児童・思春期精神科入院医療管理料」が新設されたため（171ページ Column「わが国における児童精神科医療」参照），採算性が向上した。
- 地域の医療機関（精神科・小児科）を支援し，医療ネットワークの中核となる。
- 子どもの精神保健ネットワークの中核的役割を担う。
- 児童精神科医・子どもの診療もする精神科医を育成する。

②一般精神科医療における児童精神医学の重要性の高まり

　統合失調症やパーソナリティ障害と自閉症スペクトラム障害の関連性・鑑別，成人の発達障害の診断・治療のニーズの高まりなど，成人の精神科臨床において，児童精神医学的観点の重要性は高まっている。精神保健指定医や専門医の取得に際しても，児童精神医学の知識の習得が不可欠である。

③児童精神科医療を展開するメリット

- 「子どもも診る精神科病院」になることで，精神科病院全体の敷居が低くなり，親しみやすい病院になる。
- 「子どもの心の診療」に興味を持つ医学生や初期研修医が増えており，彼らの研修先として魅力的な病院になる。その中には，研修を通して成人の精神科領域に興味を持つようになる医師もいる。したがって，児童精神科部門を充実させることが，「人材確保」の有用な手段となる。

このように児童精神科臨床が，病院内において，現場と管理職という2つのレベルで浸透していくよう工夫することが肝要である。ただし，筆者の経験からいうと，管理職（公立病院の場合には監督官庁も対象に含まれる）の理解を得るのは，なかなか骨の折れる仕事である。臨床家を自負されている方々にとっては，このことに多大な労力を注ぐことに対して，「そこまでやるのは……」と敬遠したくなる気持ちを抱くことも十分理解できる。しかし，児童精神科病棟の必要性を病院内に浸透させ，行き詰まった子どもたちが治療や支援を受け，もう一度外の世界に戻っていくための場を確保し維持することも，「児童精神科臨床の大切な一部分である」ということを，ぜひ心に留めておいてほしい。

3）地域の子どもの精神保健ネットワークの中核的役割を担う

　子どもの精神障害への対応は，児童精神科医療だけで完結しているわけではなく，学校や幼稚園・保育園，教育相談，児童相談所，児童福祉施設，警察，小児科医，民間施設などと連携していかなければならないことは自明のことである。児童精神科，特に，公的病院の児童精神科部門は，子どもの精神保健のネットワークにおいて，中核的役割を担うことが期待されている。具体的には，各機関から依頼された子どもの診療，関係機関の嘱託医，要保護児童対策地域協議会の委員，研修会・講演会の講師派遣，研修会や事例検討会の開催，などが挙げられよう。

　このように，関係機関から依頼された役割を担いながら，児童精神科医が存在することの意義や，児童精神科専門病棟の必要性を認識してもらうことが重要である。筆者は，静岡県において，依頼されたさまざまな役割を引き受けていく中で，県医師会をはじめとした関係各機関が，児童精神科病棟の必要性を理解してくださり，病棟開設の強力な応援団になっていただいた，という経験をしている。

Column

専門医不足のために運営に苦慮しているという話を耳にすることもあるし、医師不足に諸事情が加わり、閉鎖になってしまった病棟もある。

身体診療科であれ、成人の精神科であれ、臨床医としてのトレーニングは、まず、入院患者さんを、指導医とともにじっくり診ることからスタートするのが常識である。児童精神科専用病棟でトレーニングを受けることで、診立てや治療方針の立て方、言葉のかけ方、保護者の支援など、担当ケースについて指導医とともに考えたり、集団への介入や家族会の運営、他職種や関係機関との連携を学ぶことができる。また、先輩の医師たちが、病棟で子どもにどのように接しているのかを、「間近」で見て学ぶこともできるし、病棟の治療力を維持・向上させるために、

児童精神科専用病棟をどうマネージメントしているのかを学ぶこともできる。このような環境で研修してはじめて、児童精神科の臨床医が「育つ」のではないだろうか。

つまり、「専用病棟を有する児童精神科医療の中核病院の整備」と「児童精神科医療の中核病院の整備」が、児童精神科医療における喫緊の課題といえる。この課題を克服するためには、まず、国や自治体が中心となり、少なくとも各都道府県に1つは、児童精神科病棟を有する医療機関を整備しなければならない。併せて、児童精神科の中核病院として既に機能している病院は、他の自治体からの研修を積極的に受け入れ、「専用病棟で入院治療のトレーニングを受けた児童精神科医」を育成する役割を担っていかなければならない。こう

した努力を続けていくことで、児童精神科医や「子どもを診る精神科医」が増加し、医療の領域のみならず、教育や福祉など関連機関との連携の充実にも寄与していくことになるのである。

もう1つ、児童精神科の入院治療について、いわゆるスタンダードが確立されたとは言い難く、医療機関ごとに試行錯誤しながら実践している、という現状も課題である。今後、各医療機関が、入院治療の理念や技法について互いに活発に議論し合い、海外の先進的な治療プログラムなども参考に、わが国の子どもに適した児童精神科の入院治療のシステムを確立していくことが急務といえる。

170

わが国における児童精神科医療

子どもの示す症状や問題行動の顕在化と深刻化、児童虐待に象徴される家庭の養育機能の低下、家庭の機能を補完するコミュニティーの崩壊、子どもの多様な変化に対応しきれない学校体制などの諸問題を背景に、児童精神科医療および入院治療へのニーズは高まっている。

こうしたニーズに応えるべく、地方自治体・自治体病院等を中心に、児童精神科医療を充実させる必要があるとの認識も高まり、児童精神科病棟を整備する医療機関が増えつつある。特に、平成24年4月の診療報酬改定において、日本児童青年精神医学会が長年に亘って要望してきた、児童精神科病棟の特定入院料である、「児童・思春期精神科入院医療管理料（1日2957点）」が新設されたことは、大きな後押しになっている。実際、我が国の児童精神科病棟を有する医療機関のほとんどが加盟している、全国児童青年

神科医療施設協議会（全児協）の資料によると、全国の、児童精神科専用病棟・専用病床（病棟の中に独立したユニットを有している）の数は、平成17年では全国で18病院（17都道府県）に過ぎなかったが、平成27年には、33病院（23都府県）と、10年間でほぼ倍増しており、その後も専用病棟の新設が続いている。これは、非常に喜ばしいことではあるが、その一方で、児童精神科病棟を有している医療機関が1つもない自治体が、依然として数多く存在する、という現状もあり、課題は続いている。

推測にすぎないが、こうした自治体で暮らしている子どもたちが、入院治療が必要となった場合、他県の児童精神科病棟や、成人の病棟に入院しているのであろう。これまで繰り返し述べてきたように、子どもは、子ども専用の病棟で治療するのが望ましいし、居住地からあまりに遠い他県の病院に入院することは、

子どもにとても心細い思いをさせることになる。また、保護者にとっても、面会や外泊などで多大な労力を要することから、好ましくない。したがって、自分が勤務している自治体に児童精神科病棟がない先生方は、地域の子どもたちのために、病棟整備の必要性を行政等に働きかけていただきたい。

また、児童精神科病棟を有する医療機関が少ない時代が長く続いた影響で、専用病棟で入院治療のトレーニングを受けた専門医も不足している。児童精神科病棟を有する病院や、これから整備する計画のある病院に、児童精神科の入院治療についての講演を依頼されて訪れた際に、幹部の先生方から、「箱は作ってみたものの、専門医が見つからない」、「経験者がいないので、手探りで運営している」といった話をお聞きすることが多い。また、いわゆる「老舗」の病院であるにもかかわらず、

2. 児童精神科病棟が存続するための努力を怠らない

　さて，児童精神科という文化が根付き，専用病棟ができたとしても，病棟が存続していくのはたやすいことではない。実際，「老舗」といわれる病院の中には，建て替えの際に縮小されたり，成人との混合病棟となったり，病棟閉鎖となってしまったところもある。病棟医は，児童精神科病棟を維持していくために，さまざまな努力を怠ってはならない。

1) 児童精神科病棟の特性を明確に位置付ける

　既に述べたように，一口に児童精神科病棟といっても，病院の特性（総合病院か単科の病院かなど）や病棟の構造（開放病棟か閉鎖病棟かなど）によって，その機能はさまざまである。また，子どもの精神障害は多様であり，すべての疾患を単一の病棟で治療していくのはきわめて困難である。したがって，対象となる年齢や疾患，成人病棟との連携などの観点から，それぞれの病院における，児童精神科病棟の特性を明確に位置づけ，院内外への周知を図ることが大切である。

2) 児童「専用」病棟を維持する

　ここでは，児童精神科の専用病棟を維持するための留意点について述べる。

①成人との混合病棟の問題点を明確にし，院内外に周知を図る

　児童精神科病棟が「育てる場」としての機能を維持していくためには，「子どもだけの」病棟が必要である。成人との混合病棟となるとさまざまな問題が生じてくる。実際，静岡県立こころの医療センターで児童専用病棟を開設する以前は，成人の病棟に子どもを入院させざるをえず，さまざまな問題が起きた。混合病棟時代のエピソードをいくつか挙げてみよう（ミニ事例6-1〜3）。

▶▶子どもの衝動性に成人患者が不安定になったケース◀◀

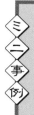
6-1

　衝動コントロールの未熟な小学校3年の反応性愛着障害のI太は，ちょっとしたことでかんしゃくを起こしたりするため，成人の患者さんは困惑気味だった。ある日，成人の患者さん数人が，楽しみにしている時代劇を見ているところに，I太がやってきて，断りもせずにチャンネルを変えた。その場にいた，普段は穏やかな60代男性の統合失調症のJさんが，I太を軽くたしなめたところ，I太は激しく怒り，Jさんにつかみかかって，Jさんの眼鏡を壊してしまった。Jさんは，その後，一時的に病状が不安定になり，自室で臥床がちになってしまった。

▶▶成人患者が子どもの病状を悪化させたケース◀◀

6-2

　60代の女性で，統合失調症のKさんは，強迫性障害，軽度知的発達障害の中学2年生のL子の家族が，同じ新興宗教に入信していたことから，「私が治してあげる」とL子を膝枕し，「祈りの儀式」を行った。その後L子は混乱し，強迫観念も増悪した。Kさんはその後成人病棟へ転棟となった。

▶▶成人患者の独語に子どもたちが怖がったケース◀◀

6-3

　60代の女性で，統合失調症のMさんは，トイレの中で浪曲のような独語をするのが常だった。この独語を聴いた小中学生女児の数名が怖がってトイレに入れなくなり，看護スタッフがトイレの入口まで付き添うなどの介入を必要とした。

なお，成人との混合病棟の主な問題点を，表6-1に示す。空床が多いからという理由で，成人の患者を入院させると，ますます子どもが入りにくくなり，入院児童の減少を招く，という悪循環になることが多い。したがって，管理職にもこうしたリスクを説明し，児童専用病棟を維持していく必要性を理解してもらうように努めなければならない。そして，一時的に入院児童の数が減少しても，「我慢して」成人患者を入院させない，という原則を管理者と共有し維持していかなければならない。

②病床利用率を向上させる

　その一方で，病床利用率を向上させるための努力を怠ってはならない。いくら専用病棟の必要性を訴えても，病床利用率が下がれば，公立病院とはいえ，存続するのはなかなか困難な時代になっており，縮小などの対策は免れないであろう。児童精神科の入院治療の対象となる疾患は，時代とともに微妙に変化している。また，自らが入院対象のターゲットを広げたり，シフトすることで新たな需要が生まれることもある。したがって病棟医は，どんな疾患を対象としていくか，それを院内外にどのように周知していくか，などについて常に知恵を絞っていかなければならない。

　当院でも，ある年度の病床利用率が極端に低く，何か知恵はないものかと頭を悩ませた時期があった。そして，入院治療に導入する可能性が高い疾患

表6-1　子どもと成人の混合病棟の問題点

1) 成人の患者が入院していることで，子どもや親が入院することに抵抗感を抱きやすい
2) 成人の患者との相互作用でさまざまな問題が生じる
　　①子ども側……成人患者の行動に恐怖を覚えたり，将来の自分の姿を重ねて絶望したり，喫煙などを「学習」したりする
　　②成人の側の問題……子どもの動きの激しさや騒々しさによって不安定になる
3) 子どもと大人という，年代も病態も異なる患者層を治療することになるため，業務が煩雑になり，必要なケアや，治療プログラムの設定が困難である

の，初診の窓口を新設することにした。それまでは，「総合外来」「不登校サポート外来」「特別支援教育サポート外来」の3つの窓口を設け，新患をトリアージしていた。そこに，「摂食障害外来」，「ストレス・ケア外来」の二つを新設することにした。前者は神経性無食欲症の子どもを，後者はうつ状態を含む休養入院の子どものニードを高めることを意図したものである。当院は地域医療支援病院であり，完全紹介制のため，紹介元の全医療機関に，定期的に「こども病院ニュース」を配布しており，そこにこの情報を記載するなどして，周知を図ることにした。その効果かどうかは不明だが，その後，神経性無食欲症の入院依頼が増加し，現在では閉鎖ユニットは慢性的な満床状態を呈することが多くなっている。

③改訂の度に診療報酬を見直す

児童精神科の入院治療に対する診療報酬は，小児の身体診療科とは比較にならないほど低く抑えられている。また，精神科領域の中でも急性期病棟などの成人部門と比べて，必要なマンパワーは同等か，それ以上であるにもかかわらず，診療報酬は低いという時代が長く続いた。この時代は，経営に関する会議で，児童精神科領域の責任者は，随分と肩身の狭い思いをしていたものである。また，採算性を少しでも改善するために，外来診療を効率的に運営したり（「初診から1年以内は通院・在宅精神療法に20歳未満加算が算定できる」ことになった時には，新患枠を拡大したり逆紹介率を高めて，新患数を増やすことで診療報酬を上げる，など），入院診療報酬の改訂に合わせて体制を工夫する（当時の「小児入院管理料3」を取得するために小児科を標榜し，小児科医の経験を有する精神科医をスカウトする），といった努力をしてきたものである。現在は前述のように，「児童・思春期精神科入院医療管理料」新設により，採算性は向上したが，今後もこうした努力を継続していかなければならない。

以上，①から③のようなことに努力を傾けながら，入院治療を経験した子

どもや家族が「入院してよかった」,「入院させてよかった」と感じ，家族や紹介先の医療機関，子どもと関わっている教師や関係機関の方々などを通じて，児童精神科病棟が少しずつ周知されていくことが，さらなる需要の拡大につながっていく。それゆえ，1人1人の治療を丁寧におこなうことが，児童精神科病棟を維持する何よりの近道になる。

3. 児童精神科病棟が一定の「治療力」を維持していくためにさまざまな工夫をおこなう

最後に臨床的な話題に戻って，病棟が機能するために，筆者が常日頃心掛けていることを述べる。

1）入院治療にかかわる人たちを大切にする

入院治療にかかわるすべての人たち（子ども，保護者，看護師，コメディカルスタッフ，院内学級の教師，同僚の医師，など）にとって，それぞれが，「大切にされている」,「守られている」と感じてもらえるような病棟になるように心掛ける。これが，入院治療がうまくいく一番の勘所であり，病棟医のもっとも大切な役割であると筆者は考えている。

もちろん，誰を一番大事にして治療を組み立てるかといえば，それは当然「主人公である子ども」である。しかし，かなりのエネルギーを注いで子どもと日々関わっているスタッフが，「自分たちも大切にされている」,「守られている」,という実感を持てることも，治療が成功する重要な要素といえる。子ども時代に大切にされた経験のない親が，我が子を大切にすることに苦慮しやすいことを考えれば，自分自身が大切にされていないと感じているスタッフにとって，仕事とはいえ，子どもを大切にすることがいかに困難なことかは，想像に難くないであろう。

病棟医や主治医には，「子どもを一番大事にしていくために，保護者やス

タッフをいかに大事にするか」という発想が，常に求められているのである。

2）スタッフが「真剣に，かつ楽しく仕事ができる」職場にする

　筆者は，折に触れ，「みんなで，真剣に，そして楽しく仕事ができる職場にしよう」と話している。「楽しく」というのは，決して「慣れ合って」とか「面白おかしく」仕事をすることを意味しているのではないし，「仲良しクラブ」のようになることでもない。診立てや治療，問題への対応などは真剣に議論し，時には意見がぶつかり合うことも当然ある。

　筆者が意図しているのは，「スタッフが，穏やかで，楽しげに仕事をしている雰囲気」である。この雰囲気が，子どもたちを安心させる大切な要素であると考えているからである。その逆を家庭に置き換えて想像してみよう。両親が仏頂面で口もろくにきかず，緊張した雰囲気が充満している家庭で暮らしている子どもが，安心して日常生活を送れるはずがない。第3章で述べたような，スタッフの深刻な分裂など，病棟内の不和は，子どもたちに「医原的な」不安を与えることになるのである。

　また，スタッフが互いを尊重・協力し合いながら，日々の治療や看護をおこなっている姿を見ることは，子どもたちにとって，仲間関係のモデルとなる。スタッフ同士が，ぎくしゃくしていたり，反目し合ってる雰囲気は，たとえ表だって見せないようにしていても，子どもたちには伝わるものであり，日頃，子どもたちに対人関係のスキルを教えているスタッフの関係性がよくなければ，ソーシャル・スキル・トレーニングの効果も半減するというものであろう。

　さらに，「楽しく仕事ができる」という職場の雰囲気は，スタッフのメンタルヘルスにとっても重要である。職場のメンタルヘルスに関するアンケート調査で，「職場でもっともストレスとなっていることは何か」という質問に対して，常に「職場の人間関係」が第一位にランク・インしている事実が，このことを裏付けている。

3）入院治療の理念や疾患の理解，子どもへの対応などについて，
わかりやすい言葉で看護スタッフに繰り返し伝えていく

　これまで繰り返し述べてきたように，児童精神科の入院治療は，日々の病棟生活が中核であり，そこで重要な役割を担っているのは，日々子どもに寄り添う看護スタッフである。したがって，病棟の治療力を上げるためには，看護スタッフの，疾患の理解や，子どもへの対応スキルの向上が不可欠であり，病棟医はこのために率先して協力しなければならない。

　筆者は，静岡県立こころの医療センター時代から，毎年，年度初めに「児童精神科の入院治療と看護」というテーマで講義をおこなってきた。その内容は，看護スタッフのマニュアルの中にも掲載している。また，月1～2回は，疾患の理解や問題行動への対応など，看護スタッフから求めらるタイムリーなテーマにそって，医師や心理士が講義をおこなっている。

　そして最近では，月2回，平日の勤務終了後に，「しゃべり場」という会を開催している。メンバーは看護スタッフと，児童精神科部門の責任者である筆者のみである。病棟から離れた畳のある部屋の一室に，飲み物やお茶菓子を用意し，リラックスした雰囲気の中でおこなっている。特にテーマを決めず，参加者が自由に話題を提供し，それに応じて他の参加者も自由に「しゃべる」形式の会である。この会を企画したのは，看護師にとって，開設当初からセンター長を拝命している最年長者の筆者には，「聞きたいことがあっても，恐れ多くてなかなか話しかけにくい」といった声を，ある看護スタッフから聞いたことをきっかけに，看護スタッフが普段抱いている臨床的な疑問などについて直接聴き，助言できる時間を確保しようと考えたためである。話題は、入院中の子どもの精神病理や対応のコツなど，入院治療に関する内容が多いが，筆者から意図的に，看護システムの課題などについて意見を聴くこともある。時には，子育て支援の政策などにまで広がることもある。「この場に限った話」であるため，参加者は気軽に話せるようで，稀に，オフィシャルなカンファレンスでは話せない，「主治医の治療方針への疑問」などが話題になることもある。筆者は，医師だけのカンファレンスで基本的な治

療方針を確認しているため，主治医と看護スタッフとの間でずれが生じないよう，「調整役」も担い，コメントしている。当初は，副師長と勉強会担当の若手スタッフが主要メンバーだったが，少しずつ，「子育て世代」で帰宅後多忙なスタッフも参加するようになってきている。「しゃべり場」に参加している看護スタッフの感想を以下に羅列する。

- 時間に追われず，ゆっくり話せるのがいい。
- お茶菓子をつまみながら，お茶やコーヒーを飲みながら，畳部屋でテーブルを囲んで少人数でという雰囲気が，話しやすくていい。
- 「次のしゃべり場ではこんなことを聞いてみよう」と考えるようになった。
- センター長と気軽に話す機会が持ててよかった（筆者が普段病棟にいなさすぎる，と叱られてもいる）。
- 主治医に聞くと「不満を言っている」と誤解されそうなことを，ざっくばらんに聞けるのがよかった。主治医ではない医師の話を聞くと，そういう視点もあるのかと勉強になった。
- カンファレンスなどではほとんど発言しない看護スタッフの考えが聞けて，「そんなふうに考えていたんだ」「そういうことで悩んでいたんだ」ということがわかってよかった。
- 他の看護スタッフの話を聞くことで，子どもについて，自分が気付いてなかった側面を」知ることができてよかった。

こうした試みは，各医療機関が，さまざまな工夫をしながら実践していると思われる。いずれにしても，看護スタッフが，児童精神科医療や看護に関する知識を習得し，日々の臨床経験を積み重ねることで，その知識が血の通ったものとなり，自分たちが入院治療の中心的役割を担っているという感覚，すなわち主体性や責任感が育つよう支援していくことが大切である。

4) 治療スタッフの仕事に対する思いを理解しつつ，病棟の治療力を維持する

　我々児童精神科医は，自ら望んでこの仕事についていることが多いと思われるが，他の職種はそうとは限らない。児童精神科病棟に配属になって「こういう仕事がしたかった」「やりたい仕事にやっと出会えた」と思えても，3，4年後には配置換えになるため，複雑な思いを抱えているスタッフもいる（近年では専門性を重視して，本人が希望すればさらに長期間勤務が可能な医療機関も増えてきている）。実際，筆者が駆け出しの頃，ある看護スタッフから「先生たちはいいわよねえ。自分がやりたいと思えば，いつまでもこの仕事ができるから。私たちはいくら続けたいと思ってもいずれ異動だからね……」と愚痴をこぼされた経験がある。口には出さなくても，入れ込んで仕事をしている看護スタッフの中には，このような思いを抱いている人がいることを，病棟医，いや医師全員が，こころに留めておく必要がある。

　また，それとは逆に，異動に伴い，仕方なく児童精神科病棟で働くことになった看護スタッフもいる。業務命令という事情を考えると，異動や転勤の当初は，必ずしもモチベーションが高くないスタッフがいるのは，やむを得ないことである。また，児童精神科病棟では「新米」である彼らは，長年この領域で仕事をしている児童精神科医や「ベテラン」のスタッフに気後れしてしまいがちである。こうしたスタッフへの配慮を怠ると，モチベーションはますます下がってしまいかねない。看護職の読者の方々には叱られるかもしれないが，30年余り児童精神科病棟に勤務し，看護スタッフとの協働を常に意識してきた筆者からは，看護師集団は，「高意欲群」，「低意欲群」，「中間群」に大別されるように感じられる。その背景には，①身体診療科病棟や一般精神科病棟の看護と比べて，児童精神科病棟での看護が，「一生懸命やれば時間がいくらあっても足りないが，手を抜こうと思えば手を抜ける業務」であるという現状，②前述した勤務異動の要因，③個人の仕事に対するモチベーション，などが関与していると推測される。「低意欲群」のスタッフが少しずつ「高意欲群」に変化していくこともあるが，経験的にはそれほど多

くない。勤務して間もないスタッフの多くが，最初は「中間群」に属していることを考えると，中間群への配慮・支援が最も大切である。それを怠っていると，水は低きに流れるがごとく，「中間群」が「低意欲群」サイドに引っぱられてしまうこともある。そうなると，スタッフの深刻な分裂のリスクが高まったり，ルールや対応について，「治療的な方向」，「みんなで汗をかいて助け合う方向」よりも，「スタッフ自身が楽な方向」へと流されやすくなってしまう。病棟の治療力を維持し向上できるかは，「高意欲群」をサポートしつつ，「中間群」をいかに「高意欲群」サイドに引きつけていけるかにかかっているのである。このことを，病棟医をはじめとした医師集団は，自分たちのミッションと心得なければならない。

　筆者は，児童精神科病棟の勤務にまだ日が浅いスタッフに対し，折に触れて，「今ではプロみたいな顔をしているスタッフたちも，最初はみんなドキドキものだったはずだから」，「児童精神科病棟なんて聞いたこともない職場なので戸惑うと思うけど，人に寄り添うという点では共通する部分も多いから」などと，声をかけるようにしている。さらに，身体診療科など，別の領域を志向している看護スタッフに対しては，「身体疾患を抱えた子どもに寄り添い，その不安や絶望感などを汲むといったかかわりをする時に，児童精神科病棟での看護の経験は必ず役に立つよ」などと話したりしている。このように，自分の意志に関係なく勤務することになったスタッフのモチベーションを高め，入院治療や看護に意欲的に取り組めるように支援することは，そのスタッフだけではなく，ひいては病棟全体のチーム力を向上させるためにも大切である。

　いずれにしても，スタッフ一人一人の仕事に対する思いを理解し，それぞれのスタッフが，「自分が治療の大切な役割の一翼を担っているんだ」，「この病棟で仕事をしてよかったな」と実感してもらえるような配慮や支援をしていくことが大切である。

5）看護スタッフに任せるべき時と，自分が出るべき時を的確に判断する

　看護スタッフに任せるのか，彼らが必要としているときにいかに出張って

いくか，その状況判断は，きわめて大切である。というのは，主治医が何でもやり過ぎれば看護スタッフの主体性や責任感は育ちにくい。かといって，必要な時に出ていけなければ看護スタッフは「守られている」と感じることはできず，主治医を信頼しなくなってしまうからである。

以下に，極端な2つのパターンを取り上げてみよう。

一つめは，主治医が万能的な存在になっている病棟である。子どもが主治医にばかり頼り，主治医が何でも前線に出て対処してしまえば，看護スタッフの，治療へ関与する主体性や意欲が次第に減っていき，子どもが問題を起こしたり何かを訴えたりするたびに，「先生に相談しようね」などと，主治医が呼ばれるようになる。外来業務などで主治医がすぐには駆けつけられないと，子どもは「待たされる」ことになり，それによって不安定になる場合もある。こうなると病棟の「治療力」は目に見えて低下してくるのである。

二つめは，万能的な主治医とは対照的に，「頼りない」，「スタッフ任せ」の主治医の場合を考えてみよう。スタッフは，主治医が明確な方針を示そうとしないことや，子どもの問題行動になかなか直面化しないことに不信感を募らせ，何か事が起こっても，「どうせ来てくれないから」と看護スタッフだけで判断してしまうようになる。看護スタッフの力量が十分なものであれば，その場は大きな問題になることはないが，それが主治医の治療方針と異るものであれば，子どもが，主治医と看護スタッフの間で，いわば「股裂き状態」になり，混乱させてしまうことにもなりかねない。

それでは，主治医のスタンスとしては，どのようなものがいいのであろうか。単科の精神科病院における休日を一例に述べてみよう。まず，休日は基本的に，病棟に電話を入れる。子どもの状態を聞き，主治医が対応した方が治療的と判断した場合は，必ず病棟に出かけていく。出張などの理由で出向けない場合は，看護スタッフや当直医（一般精神科医のことが多い）に対応の基本的方針を示し，その結果を必ずフィードバックしてもらう。主治医が出向くほどのことでもないと判断した場合には，対応のアドバイスをした上で，「心配なら行こうか？」と提案してみる。それに対して，看護スタッフが「大

丈夫ですよ。何とかやってみてうまくいかなければ連絡しますよ」などと答え，しかも適切に対応してくれているような病棟であれば，まずまずうまくいっているということになろう。なお，小児病院のように，児童精神科医が常に当直している医療機関であれば，当直医に任せ，必要時に当直医から連絡をもらう，というのが一般的であろう。

　こういった，主治医が前線にでて対処すべき時と，看護スタッフに任せて後方支援に回るべき時を判断することの大切さについて，部下の医師たちに教えていくことは，病棟医の重要な役割である。

6) 二流・三流の臨床家集団をめざす

　「一流の才能を持つ臨床家の集団」を目指した病棟運営というのは，才能豊かな人材が揃っている時期においては，高水準の治療を提供できるかもしれない。しかし，それを維持することはなかなか大変ではないだろうか。というのも，自分が一流とは思えない人にとって，一流でないと臨床家ではない，といった雰囲気は，しんどいものであり，そういった職場では，スタッフがなかなか育ちにくいのではないだろうか。また，"一流の臨床家" が退職した途端に，それまでの運営の仕方では病棟が機能しなくなる，といったことも多いように思える。

　それに比べると，「二流，三流であっても，謙虚に子どもと家族に寄り添う常識的な臨床家集団」を目指す方が，お互いに気が楽であるし，結果的に多くの人材が定着しやすい職場になるのではないだろうか。そして，大多数の人が共有・実践できる技法や臨床感に基づいた病棟運営は，主要な臨床家が交代しても，一定の水準を保つことができる，と筆者は考えている。一緒に働く仲間たちには，「二流，三流の研究者は役に立たないが，臨床家は二流，三流であっても，謙虚で，常識的で，一生懸命患者さんに付き合っていけば世の中の役に立つ。それだけでも存在している意味はあるのだから，お互いに精進していこう」と，自らにも言い聞かせながら話すことにしている。

第7章

子どもの神経性無食欲症の入院治療と看護

1. はじめに

　筆者にとって，子どもの神経性無食欲症（Anorexia Nervosa；以下 AN）は，強迫性障害と並んで治療に苦慮してきた疾患であり，かなりの年月を経た現在でも，多くの子どもたちのことを思い出す。それは，とりもなおさず，筆者が AN や強迫性障害の子どもたちに鍛えられ，育てられてきたことを意味している。

　子どもの AN の診断や分類，疫学，身体合併症，予後などの教科書的な事柄については成書に譲ることとし，本稿では，これまで筆者が実践してきた子どもの AN，特に摂食制限型の診たてと治療を概説したうえで，入院治療と看護の要点について，導入から退院までの経過に沿って述べてみたい。

2. 診たてについて

1）発症の典型的なプロセス

　筆者は，前思春期・思春期（小学校高学年～中学生）に発症する摂食制限型の典型的なプロセスを，図 7-1 のように考えている。そして，こうした骨格に一人一人の生育歴や家族背景などの要素を肉付けして，個々のケースの発症のプロセスに関する仮説を立てるように努めている。但し，最近は，AN の診断基準を満たしていても，このプロセスでは理解できない症例も多い。また，自閉症スペクトラム障害の合併例も増加している印象がある。そのため，当院の医師仲間の間では，典型的なプロセスで理解できる AN の子どもたちを「中核群」と称し，治療の共有化に努めている。以下，そのプロセスについて概説する。

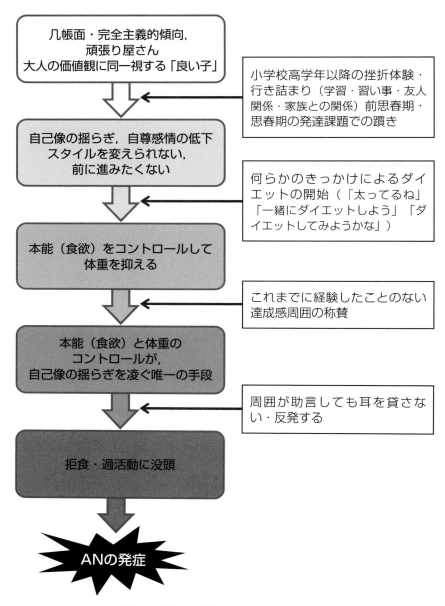

図 7-1　発症の典型的なプロセス（摂食制限型）

①病前性格・潜在期までの生活史

　元来，几帳面・完全主義的傾向を有し，学業やスポーツ，習い事などに打ち込んできた，あるいは真面目な頑張り屋さんで，大人の価値観に同一視する「良い子」と称されてきた。そして，小学校3,4年生頃までは，頑張れば成果を得ることができ，周囲からの評価も高く，自尊心も満たされていた。

②前思春期以降の行き詰まりと自己像の揺らぎ

　しかし，小学校高学年以降に，「努力しても，思ったような成果が挙げられない」といった行き詰まり感や，受験の失敗やスポーツ・習い事などでの挫折，いじめや孤立などの友人関係の躓き，家庭内の葛藤の顕在化などにより，「自分は大した人間ではないかもしれない」「こんな自分では価値がない」などといった自己像の揺らぎや自尊感情の低下が生じる。そして，「まあ，そんな自分でも悪くはないか」などと，等身大の自分を受け入れたり，「ちょっと工夫してみようかな」などと，これまでのやり方を柔軟に修正することもできず，ますます追い詰められていく。

③「何気ない」ダイエットの開始

　そんな時，些細なことをきっかけに「何気なく」ダイエットを開始する。例えば，級友や家族に「太っている」とからかわれた，写真や鏡を見て「太っている」と自ら感じた，級友に「一緒にダイエットしない？」と誘われた，テレビなどでダイエットをすすめる番組やコマーシャルを観た，など，きっかけはさまざまである。

④発症のへの追い風

　本能である食欲をコントロールして，減量に成功したことで得られた達成感や，周囲（友人や家族）からの「ちょっと痩せたんじゃない？　すごいね〜」といった評価により，ますますダイエットにのめり込んでいく。

⑤発症

そして，いつしか，体重のコントロール（減量）が，自己像の揺らぎを凌ぐ唯一の手段となり，行き過ぎた体重減少に周囲（親・教師など）が気付いて止めようとしても耳を貸そうとせず，拒食や過活動に没頭し続け，発症に至る。

2）拒食行動の肯定的な意味を推察する

ANに限らず，不登校や神経症的障害の診たてにおいて，症状の肯定的な意味を理解することは，治療戦略を立てるためにもきわめて重要である。ANにおいても，前述したような「揺らいだ自己像・自尊感情を回復する唯一の手段となる」のみならず，「行き詰った学校生活や対外活動からの撤退が保証される」ことや，「他に向いていた親の注目を自分に向けてもらう」といった意味を有している，と推察される症例もある。そう考えると，拒食行動が本人にもたらしている肯定的な意味を理解しないまま体重増加を図っても，治療がうまくいかないことは明白である。つまり，拒食や低体重を手放しても，その肯定的な側面を維持できるように支援していくことが重要なのである。

3. 治療について

前述の診たてを踏まえてANの治療目標を考えるとすれば，「拒食行動の背景にある心理的葛藤を克服し，『激瘦せの体』や『拒食行動』を手放しても，情緒的な安定が保たれ，外の世界（学校や家庭）で何とか生きていけるようになる」ということになろうか。以下，著者がANの子どもの治療について留意・工夫している点について述べる。

1）身体状態の深刻さを工夫して伝える

　拒食行動の真っただ中にいる AN の子どもに，身体状態の深刻さを認識してもらうことはなかなか難しい。体重（標準体重の何%かとか BMI）や検査値などはほとんど役に立たない。教科書に書いてあるさまざまな合併症を伝えても，なかなか耳を貸してくれない。筆者は，どうしたら少しでも子どもの心に届くのか，試行錯誤を繰り返してきた。そうした中で，静岡県立こころの医療センター（単科の精神科病院）に勤務していた時期に，一つの工夫として考案したのが，「brainCT 比較法」という方法である。やり方はこうである。同年代の子どもの正常な脳の CT フィルムと，老年期外来の認知症患者のそれ（当然個人情報は伏せてある）を両サイドに，AN の子ども本人の CT フィルムを真ん中にセットして，「あなたの脳はどちらに近いかな」などと言葉をかけるのである。AN の子どもの多くは「体は痩せていても，運動や学習は頑張りたい」と思っているため，「脳まで痩せる・縮む」とは想像しておらず，視覚的に示されることで，危機意識を持つようになる子どももいる。実際，治療の山場を越えた頃に，「あの時，先生に見せられた脳の写真は，すごいショックでした」と笑って教えてくれた子どももいた。その他，徐脈など循環器系の話は，死を連想させ，深刻に感じてもらえる契機になることもある（拒食行動を慢性的な希死念慮とする考え方もあるが，多くの子どもは『今，死にたい』とまでは望んではいない）。このように試行錯誤ではあるが，客観的な資料を示しながら，少しでも子どものこころに届くよう伝え方を工夫している。時にはため息や「これはさすがにまずいなぁ……」などの独り言を交え，ややオーバーに，子どもの身体状態の深刻さを心配する治療者を演じることもある。

　また，国立精神・神経センター国府台病院（総合病院）に勤務していた時には，入院中の子どもと「成人患者さん見学ツアー」をしたこともある。当時，成人の摂食障害の患者さんの多くは，心療内科の病棟に入院していた。病棟近くの喫煙所で，ガリガリに痩せた体で，点滴台を片手にタバコを吸いながら談笑している患者さんも少なくなかった。ほぼ全員が 20 代にもかか

わらず，ひどく老けて見え，40〜50代としか思えない風貌であった。その傍らを，ANの子どもと院内散歩で通りながら，「あの大人の拒食症の患者さんたちは，20代なんだって。子どもの頃にしっかり治さないまま大人になってしまったので，治すのに苦労している人も多いみたいだよ」などと，呟いてみるのである。自分の将来のイメージとはかけ離れた姿を見て，ショックを受け，「ああはなりたくないな」「治さないと大変かも」など，自分の病気の深刻さを実感するきっかけになった子どももいた。今思えば，若気の至りとはいえ，当時の心療内科の患者さんたちには，断りもせず，ずいぶんと失礼な役割を担っていただいてしまった。この場を借りてお礼とお詫びを申し上げたい。

2)「太らせるだけの治療者ではない」ことを子どもに理解してもらう

ANの子どものほとんどは，初診に至るまでの間，親から，教師から，あるいは紹介元の医師から，食べることや体重を戻すよう言われてきたが，それに抵抗したり，耳を貸さずに拒食行動を続けてきている。中には入院をすすめられ，半ば強制的に受診となる子どもも少なくない。こうした子どもと出会う初回面接では，深刻な身体状態にあることを説明しつつも，本人の気持ちを無視して，とにかく体重をただ増やそうとする「太らせるだけの治療者ではない」ことをしっかり伝えるよう心掛けている。「食べること」と「太ること」に強い拒否感や恐怖感を抱いていることに理解を示していかなければ，精神科的な治療，すなわち，子どもとの共同作業は始まらないからである。筆者は，体重に比較的余裕のある症例では，身体状態の深刻さを伝えつつも，こうした子どもの拒否感や恐怖感を汲み，「とりあえず，これ以上減らないこと」を当面の目標として折り合えるよう子どもと話すことにしている。「体重を増やさないといけないね」と言われることを予想していた子どもの中には，「増やす」のではなく，「減らさない」という提案に少し安心する子どもも多い。但し，体重減少が深刻な子どもや，「減らさない」ことでの折り合いが難しそうな子どもには，拒否感や恐怖感を汲みつつも，入院し

なければならないリミット（多くは体重）を早めに設定し、本人がその体重を意識しながら外来治療に取り組めるようにしている。

　どのあたりに入院のリミットを設定するかについてはさまざまな議論があろう。小児心身医学会の治療ガイドラインには、「標準体重の65％未満で入院適応」と記載されている。精神科医である筆者は、「少しゆとりのある体重」（標準体重の70〜75％程度）で設定することにしている。その主な理由は、精神医学的な治療や、子どもとの共同作業の早期開始を重視し、身体管理・治療に重点を置かざるを得ない状態になる前に、入院治療に導入したいと考えているからである。また、このやや高めのライン設定は、ケースによっては「1回おまけ」や「リミットの仕切り直し」が可能になり、外来で子どもとの治療的なやり取りをする機会を確保できる、という利点もある。肝要なのは、本人が「まあ仕方がないかな」と感じるような説明をしておくことである。筆者は「あなたが自分で自分の命を守ることが難しくなったら、私たちが守らなくてはならなくなるね。〇〇kgを下回った時には、体にいつ何が起こるか分からないから、すぐに対応できるように病院に入院してもらって、私たち医療スタッフが見守っていくことになります」などと説明している。

3）体重の治療的な取り扱いについて

　拒食行動の真っただ中にいる子どもとの面接は、当面の間「体重」や「食事」が話題の中心にならざるをえないことも多い。筆者は、折に触れて子ども自身の食行動に関する考えを聴くことにしている。その上で、医療者として譲れないラインを明確にし、時間をかけてやり取りし、本人の言いなりでも、主治医の押しつけでもない、「当面の目安となる体重」で折り合うことを基本としている。その際には、単に「〇〇kg」という数字だけではなく、その体重を維持する意味を付加して伝えている。治療の初期であれば「人間が生きていくのに必要な、つまり心臓や脳などの臓器が働くための最低限のコンディションを維持すること」などの表現で伝える。内的な作業が始まり、食行動が改善し始めた時期であれば、「自分がやりたいことができる程度に

体のコンディションを維持すること，その体重になっても気持ちが苦しくないこと」などと伝えている．さらに，仕上げの時期では「体重○○ kg というより，女性であれば生理が定期的に来ることが，その人にとって最低限のコンディションを維持している証だね」などとコメントしている．

　この「当面の目安となる体重」は，治療目標そのものではなく，あくまでも「治療の道具」に過ぎないと筆者は考えている．つまり，「体重」のやり取りを通じて，あるいはその話題から自然に離れて，「拒食行動の背景にあるさまざまな葛藤を取り扱うこと」や「行き詰まりやすい認知や行動特性の修正を促すこと」が治療の目標である．そのように考えると，「体重の増加」は，内的な作業が進んだ結果の産物とも言えるかもしれない．もちろん，葛藤を取り扱うことが困難で，なかなか面接が「深まらない」子どももいる．そうした場合は，日常生活で困っていることや，それに対する工夫などの話題に移行していくように心掛けている．

4）その他

　AN についての心理教育のセッションを，適切なタイミングで組み込み，疾病理解を促していくことも重要になる．同時に，親面接において，AN という病気や子どもの心理状態の理解を促し，適切に関わることができるよう支援していく．

　こうした面接を重ねながら，これまでとは違う生き方で前に進むようになる，つまり，「激やせの体」を手放しても，程々の自尊感情が維持できるようになれば，治療の終結が見えてくることになるが，それには数年単位の治療を要することが多い．

　外来だけでは上記のような治療を展開することが難しく，食行動や体重減少が改善しない場合，入院治療へと導入することになる．

4. 入院に至るパターン

　ANの子どもたちを入院治療に導入する主なパターンとしては，以下の5つが考えられる。頻度としては①と②が多い。
　①初診の段階で低体重が著しく，身体的に深刻な状態であり，即日入院を必要とする場合（既に他の小児科医療機関に入院しており，転院となるケースも含む）。当院は小児総合病院のため，症例によっては身体科の病棟での治療を優先する場合もある。
　②体重減少に歯止めがかからず，初診時に設定した体重を下回った場合。
　③設定した体重をわずかに上回る「超低空飛行」が長期間続くため，入院のリミットとなる体重を上げても体重が増加しない場合。
　④病状をめぐって，本人および家庭内で混乱・緊張が高まり，家族から一定の距離を置いた治療が必要と判断した場合。
　⑤入院のリミットの体重を上回ってはいるが，現状を打開しようと本人が自ら入院を希望した場合（任意入院が原則となる）。

5. 外来での入院治療への導入と説明

1）基本的な考え方

　これまで述べてきたように，ANの子どもたちにとって，拒食・低体重はとても重要な意味をなしている。そのため，入院治療に対して同意を得ることが困難なケースが多い。入院に消極的・拒否的な子どもに対する入院治療の導入の基本的な考え方については，第2章を参照していただきたい。

2）入院の必要性に関する説明の一例

　入院治療の必要性を説明する際には，治療者の判断が揺るぎないものであることを，年齢に応じた表現で明確に伝えなければならない。以下に一例を示す。

　「これまで，外来であなたの意見を取り入れながらやってきたけれど，ちょっと難しかったね。今は，あなたが自分で自分の命を守ることが難しい状態なので，私たちが，あなたの代わりに，あなたの命を守らなくてはなりません。いつ何が起こるか分からない体の状態なので，すぐに対応できるよう見守る必要があり，今日から入院してもらいます。入院したからといって，決して，必要以上に体重を増やすことはしませんし，どんなふうに治療していくかは，その都度説明しながらやっていきます」

3）入院時に退院の目標体重を設定するか

　入院時に，退院の目標体重を設定するか否かは，それぞれの治療者，あるいは主に用いている治療技法によって異なるであろう。筆者は，基本的に退院の体重目標を設定していない。しかし，当然のことながら，「何キロになったら退院できますか？」と治療者に訊ねて（時には"詰め寄って"）くる子どもは多い。筆者は，「退院は，あなたが生活していくうえで必要な体を維持していこうと思えるようになること，実際にそういう体になること，その体になっても気持ちが不安定にならないこと，外泊など家で練習して，『これなら大丈夫だね』ってあなたや親御さんが，そして主治医が思えるようになること」などと答えることにしている。それでも「それは何キロですか」と質問を繰り返す子どももいる。その時には「それは，入院した後の経過を見ながら考えます。必要最低限の体重というのは，年齢や身長だけでは決まるものではないからね」「それは，太るということではなく，医学的に見て必要最低限を目標にしていくことだから安心して」等と返している。そのうえで，「今はもっと目の前のことを一緒に考えていこう」などと返すことにしている。明確に体重を示さないことには，子どもに「食べたくない・太りた

くない気持ちに蓋をして体重だけ増やしても，それで退院というわけではありませんよ」というメッセージを伝えることにもなる。このことは，その後の治療の展開への重要な布石となる。

6. 入院経過の主なパターン

　筆者は，ANの子どもたちが入院後に示す経過を，大まかに以下の4つのタイプに分類して考えている（図7-2）。

1）Type A：
　入院時にはANの診断基準は満たしていたが，入院後まもなく，拒食行動を手放して体重を増やし，その後，肥満恐怖やボディ・イメージの障害等も

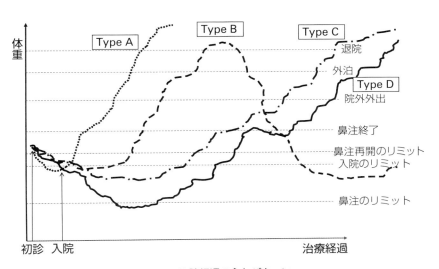

図7-2　入院経過の主なパターン

速やかに消失して，比較的短期間で退院となる場合である。退院後も拒食や体重減少は再発しない。治療者も，「入院前のあの強固な症状はどこへ行ってしまったのだろう」とあっけにとられるほどだが，その後，拒食以外の情緒や行動の問題が顕在化することもある。また，自閉症スペクトラム障害が併存しているケースもある。

2) Type B：
　内的な問題には目を向けようとせず（あるいは目を向けられず），退院するために無理矢理食べ，最低限の体重だけを取り戻してさっさと退院しようとする場合である。一定程度の体重を取り戻した以上，非自発的入院の要件は満たさないことから，主治医も退院とせざるをえない。しかし，退院後間もなく拒食行動が再燃する。再入院を繰り返すタイプと，超低空飛行（入院にならないギリギリの体重）で長期間踏みとどまるタイプがある。また，入院を何回か繰り返す中で，やっと内的な作業に取り組めるようになるケースもある。

3) Type C：
　このタイプに属する子どもの多くを，筆者は中核群と呼んでいる。肥満恐怖やボディ・イメージの障害が持続し，食行動の改善に時間がかかるが，1回目の入院で，内的な作業にも一定程度取り組むことができる。体重については，経鼻栄養の適応の手前で踏みとどまり，自力で摂取しながら回復する。

4) Type D：
　Type Cと同様，中核群の子どもが多く，1回目の入院で，内的な作業にも取り組める。但し，肥満恐怖やボディ・イメージの障害が強固で，低体重に執着するため，治療経過中に経鼻栄養を必要とする。しかし，予後は必ずしも不良ではない。

　以下，摂食制限型の中核群が多く，拒食・低体重へのこだわりが強いため

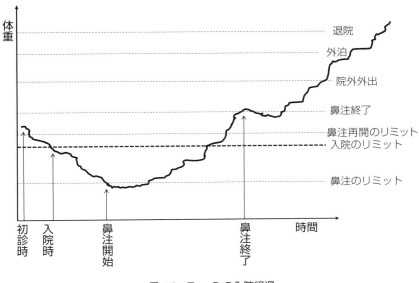

図 7-3　TypeD の入院経過

に経鼻栄養を必要とする，Type D を取り上げ，入院の経過に沿って，治療・看護の要点について述べる（図 7-3）。

7. 導入期の治療・看護の要点

1）入院直後の対応

入院直後の対応の基本的な事柄については，第 2 章を参照いただきたい。

AN の子どもの多くは，不本意な入院であり，るい痩など身体的問題を抱えていることを踏まえ，丁寧に接することが大切である。具体的には，入院にまつわるさまざまな気持ち（不本意な入院への怒り，初めての病棟生活への不安など）を汲む，身体状態を心配していることを伝える，バイタルチェックの許可をもらうといったことに重点を置く。

例えば，最初に対応する看護スタッフは，きちんと挨拶をした後で，体温や脈を測りながら，「入院することになっちゃったのはつらかったね。初めてのところだし心配よね。困ったことがあったら気軽に声をかけてね。あなたの体の状態も心配だから，時々こうして脈や血圧を測ったりさせてね」などの言葉をかける。

2) 身体状態の評価とフィードバック

　医師の身体的診察（詳細な評価や，深刻さを感じてもらうため，可能なら小児科医に依頼するのが望ましい），血液・尿検査，胸部レントゲン，心電図，頭部 CT/MRI など，必要な検査を速やかに施行し，身体状態の評価をおこなう。

　また，心電図モニター，頭部 CT/MRI の供覧などを通じて，今の身体状態がいかに深刻であるかを子どもに伝える工夫をする。

3) 食行動等の評価と経過の予測

　入院後数日間は，食行動を中心とした子どもの様子を観察し，以下のような観点から大まかな経過を予測し，治療計画を立てる際の参考にする。
　①身体状態の深刻さ（身体管理・ケアが中心の期間の長さ）
　②拒食や低体重へのこだわりの程度，病識
　③心理検査を実施する時期
　④拒食行動の背景にある精神医学的問題に本格的に取り組める時期
　⑤認知の修正や食行動の改善に関する心理教育を開始する時期

4) 家族の再評価

　子どもの評価と同時に，家庭状況についても，以下のような観点から早期にアセスメントし，家族支援の大まかな方向性を定める（面会の有無・頻度・時間・内容，心理教育のタイミング，親子関係への介入の時期，など）
　①家庭内の問題点の有無
　　● 親子の情緒的交流の乏しさ（子どもの気持ちを推し量れない・甘えを受入

れられない母親，無関心な父親，など）
- 子どもの母親への屈服，能動的な母親への同一視の失敗
- 同胞葛藤
- 両親の不和と，それに対する子どもの不安
- その他

②親のパーソナリティ，発達特性の有無
③親が，拒食症であることをどの程度理解しているか，理解しようとする意志がどれほどあるか（否認している場合もある）
④入院に積極的に同意しているか，消極的な同意なのか（両親間で差があるか）

5）食事をめぐって

　集中的な身体管理を要するほどの深刻な身体状態でなければ，当面の食事量は子どもと相談しながら決めている。これが，子どもとの共同作業，信頼関係を築く基礎となる。子どもによっては，食べる気はさらさらなさそうなのに「○○食にします」などと述べたりすることもあるが，「あえて騙されてみる」「子どもの考えにのってみる」ことから始めることも，時には必要である。

　当面の食事量が決まった時に，「決めた食事を全部食べること」を目標にするのではなく，「体重」を回復の目安とすることを，子どもやスタッフと共有しておくことが極めて大切である。というのは，食事量を目標にすると，子どもとスタッフの間で，「食べた」⇔「いやちょっと残っている」，「半分は食べた」⇔「寄せてあるだけで4分の1くらいじゃない」といった不毛なやり取りが繰り返され，スタッフが子どもを監視する役割が強くなり，子どもと良好な関係を築くことが困難になるからである。もちろん，トイレに捨てる・ロッカーに隠すなど，ケースによってはモニター（本人・家族の承諾が原則）などで行動観察し，直面化をおこなう場合もあるが，基本的には，食事量ではなく，体重で介入する方が治療的である。

また，食事量について子どもと相談する際には，「あなたが自分の命を守れなくなった時には，私たちが守らなくてはいけなくなります」などと説明し，経鼻栄養を開始する体重についても示している。
　入院後，体重減少が続いた場合には，折に触れて体の状態について心配していることは伝えるが，当初設定した体重を下回らない限りは，基本的に子どもに任せている。というのも，子どもは，設定されたリミットを意識してあれこれ葛藤しているはずなので，その途中で治療者が介入することは，子どもの内的作業を妨げることになるからである。また，モニターなどで食事を捨てていることが明らかな状況で，子どもが「ちゃんと食べてるのに……」などと述べる時は，捨てていることはあえて指摘せず「そうかあ。あの量を食べていれば，増えないことはあっても，減るはずはないんだけどなぁ……不思議だね」などと返して，子どもの反応を見ることにしている。

6) 子ども間の相互作用への介入

　入院当初は，自分のことで精一杯なため，自室から出てこない子どもも多く，スタッフとの交流を中心に据える。その後，病棟生活に慣れるにつれて，他児に関心が向き始める。特に摂食障害の子どもたちに対しては関心が高く，当院のように，常に数名以上の摂食障害の子どもが入院しているような病棟では，以下のような出来事が起こりうる。対応については，それぞれの子どもの状態や子ども同士の関係性などによって，多くの選択肢があるため，網羅的に記載することは困難だが，筆者が原則としていることを簡潔に述べることとする。

①探り：「何食を食べてるの？」「今何キロなの？」
　対応：その現場にスタッフがいたり，子どもから，訊かれて困っているから，訊かないよう相手に話してほしいと訴えがあった場合には，「他の人の食事や体重が気になるのは分かるけど，ここでは自分の治療に専念してもらうために，『食事や体重は聞かない・話さない』ということになってるんだよ」などと話をする。

②ライバル視:「〇〇さんよりは絶対に痩せていたい」

　対応:多くの場合,治療が展開する中で少しずつ和らいでくることが多いため,基本的には見守ることが多い。但し,ライバル視が長期にわたって治療が停滞(食事量の減少,過活動のエスカレート,など)したり,ライバル視の対象に影響を及ぼす言動(「もっと食べないとだめじゃない?」など)が認められる場合には,「〇〇さんのことが気になっているのかな。この病気になると,つい他の人の体形と比べたくなってしまうよね。でも,それであなた自身の治療が前に進まなかったり,相手がつらい思いをするようならストップをかけるからね」などと介入することもある。

③比較:「先生,どうして□□さんは外出できるのに私には許可してくれないの!」

　対応:同じように見えても,子どもによって,治療の段階や外泊のタイミングなどが微妙に違うことを一応は説明する。例えば,「□□さんは,□□さんの治療プログラムに沿って外泊したりしてるんだよ。あなたは,あなたの治療プログラムに取り組もうね」などと話すのである。しかし,なかなか納得しない子どもも多い。特に複数の医師が勤務している病棟では,それぞれの医師が,あまりにもかけ離れた治療技法を実践していると,子どもが混乱しやすい。病棟における,摂食制限型ANの治療技法の根幹部分は,概ね一致している方が無難であろう。

④告げ口:「△△さん,食事を捨ててるよ」

　対応:子どもの顔を立てつつ,他児の治療から距離を置くことを明確に伝える。例えば,「教えてくれてありがとう。でもね,△△さんの治療のことは私たちに任せてね。今後そういう場面を見たとしてもわざわざ教えてくれなくても大丈夫だよ。ありがとね」などと返す。

⑤連帯:「全く××先生(看護師)はさあ……」「親なんて所詮……だよね～」

　対応:スタッフの評価や親の話などは,輪の中にいる子どもの誰かが困っていなければ,基本的には介入せず見守る。但し,自分が虐待された様子など,他児への影響が懸念される内容であることを把握した場合には,「自

分のことは他の子に話さないことにしよう」などと介入する。さらに，子どもが「親やスタッフの悪口を聴くのはつらいし，言うのも嫌」などと訴えてきた時には，「聞きたくない子がいる前で話をするのはやめよう」とか，「スタッフの対応で困ることがあった時には，大人に言ってきてくれれば，きちんと話を聴きますよ」などと介入する。

⑥相談：先に入院した「先輩」が「新入り」の相談相手になる。いいことも，悪いこと（例：「体重測る前に水飲んでおくといいよ」）も教えてくれる。

対応：「相談」そのものに介入することはあまりなく，例えば，体重を測る前に水を大量に飲んだ，など，問題行動そのものに介入することになる。

⑦親密：同年代との交流の再開

対応：前思春期・思春期の子どもにとって，他児との交流は，彼らの心理的成長の促進に不可欠の要素であり，見守り・支援を基本としている。

8．経鼻栄養を開始する時

1）開始する時の子どもとのやり取り

入院後も体重が減り続け，経鼻栄養が開始となる体重を下回った時，それは，子どもに任せていた時期から，スタッフに委ねてもらう時期へとシフトする，治療の重要な展開点といえる。スタッフは，このことをしっかりと認識しておく必要がある。

主治医は，経鼻栄養を開始する理由を，子どもに丁寧に説明しなければならないし，親にも，事前に説明して了解を得ておく必要がある。筆者は「これまでは，基本的にはあなたに任せてきたけど，今の段階では，あなたが自分で自分の命や体を守るのは難しいようだね。よく頑張ってきたと思うけど，しばらく一休みだね。ここからは，私たちがバトンタッチをしてあなたの命を守ることにします。前にも話していたように，鼻からチューブを入れて栄

養剤の力を借りることになります。でも，いつも言っているけど，『太らせよう』なんてこれっぽっちも思ってないからね。生きていくのに必要な栄養，心臓など臓器が働くのに必要なエネルギーを入れると思ってくれればいいよ」などと説明している。子どもが説明に納得せず，激しく抵抗しても，この作業は欠かせない。この作業を疎かにすると，子どもとの関係に深刻な亀裂が生じることもある。「抱えられた」「委ねられた」ことで安心する子どもがいる一方で，激しく拒絶し，自己抜去してしまう子どももいる。自己抜去を繰り返すなど生命に危険が及ぶ場合には，精神保健福祉法に則って，一時的に身体拘束をおこなわざるを得ないケースも稀にはある。しかし，スタッフの治療的なかかわりによって，短期間で経鼻栄養を受入れ，身体拘束を解除できる場合がほとんどである。

さて，経鼻栄養が開始となる体重を下回った時，子どもから「今日からちゃんと食べるから，もう少し様子を見てほしい」と懇願されて，治療者が迷うことがある。いわゆる「1回おまけ」をすべきかどうかということである。子どもとしては，体重を増やそうとしていたにもかかわらず，予想外に体重が減ってしまって驚いている，と理解できる場合や，内的作業が進みつつあって，今の流れを止めない方がよいと判断した場合などには，猶予することはあるが，再設定の仕方は思いの外難しい。また，再度「もう1回だけ」と懇願された時の対応も悩ましい。したがって，ANの治療に熟練するまでは，最初に設定した体重で開始する方が無難だろうと筆者は考えている。

また，経鼻栄養を開始する段階で，「終了の体重」をあらかじめ子どもに伝えるかどうかも難しいところである。筆者は，「必要以上に太らせることはしない」ことを子どもに強調して伝えたうえで（それでも「そんなに太るのは嫌だ！」と抵抗されることはあるが），「経鼻栄養を終了したら，今度は，自分で食べて体重を維持しなければならないんだけど，これまで私が出会った子たちは，みんなそれにとても苦労していました。経鼻栄養を終了したあと，すぐに体重が減って，体に負担をかけるわけにはいかないので，最低○○kgまでは経鼻栄養をおこないます」などと説明している。但し，「終了の体

重」を示すことで，その体重のことで頭がいっぱいになり，内的作業が進まなくなることが予想される子どもには，具体的な体重を示さず，「私の方で安全だという体重までは，経鼻栄養をおこないます」などと伝えることもある。

　そして，経鼻栄養を開始する時には，強制的に栄養を入れられる不安や恐怖感をしっかり汲み，子どもに寄り添う姿勢を示すことが大切である。筆者は「今の君は，『体重を増やさないといけない・退院したい』という気持ちと，『体重が増えるのが怖い・自分で食べるのが不安』という気持ちが，心の中で喧嘩したり綱引きしていて，今は体重を増やしたくない気持ちの方が勝っているみたいだね。だから，体に強制的に栄養が入るのはとっても怖いよね。その気持ちは分かります。でもね，かといって，今のあなたの体の状態はとても深刻なので，チューブからの栄養をしないわけにいかないんだ。つらいと思うけど，綱引きしている二つの気持ちに何とか折り合いをつけて，『最低限の体重になってもいいか』って思えるようになるといいね。急に体重を増やすようなことはしないから，ゆっくり考えていこう」などの言葉がけをしている。

　なお，強制栄養や体重増加に対する不安・焦燥感が顕著な症例では，保護者に適用外使用および小児の安全性が確立していないことを説明し承諾を得た上で，少量の非定型向精神薬などの薬物療法をおこなうこともある。

2）経鼻栄養中の治療・看護の要点

　全てのスタッフは，経鼻栄養をしているこの時期が入院治療の重要な展開期であり，子どもと深いレベルでかかわれるチャンスの時期でもあることを念頭に置いて，治療・看護にあたることになる。

　経鼻栄養を開始した当初，子どものこころの中には，「自分で頑張らなくてもいい」いう安堵感，「体に強制的に栄養が入ってくる」「自分の意に反して体重が増えていく」不安感や恐怖感，他人にコントロールされることへの怒りなど，さまざまな感情が渦巻いている。したがって，医師は面接の中で，看護スタッフは身体的ケアをしながら，こうした感情を受け止めていかなけ

ればならない。また，この時期に，拒食行動の背景にある葛藤やそれにまつわる感情を表出することがあるが，必ずしも主治医に言語化するとは限らない（主治医は強制栄養を実行した『憎き存在』として遠ざけられることもある）。身体のケアなど，関わりが密な看護スタッフに打ち明けることも多く，これまで把握されていなかった家庭内の深刻な内容が語られることもある。こうした時には，じっくり話を聴き，その場でしっかりと受け止め，「それはつらかったね」など，子どもの気持ちを汲むことを疎かにしてはいけない。どう対応していいか戸惑い，「今度，主治医の先生に話してみてね」などと返すだけで終わってしまうと，子どもは，やっとの思いで言語化したにもかかわらず，しっかり受け止めてもらえなかったことに失望し，スタッフ全体に期待しなくなってしまうリスクがある。そうなると，その後の内的な作業が停滞してしまうことにもなりかねない。この時期に限らず，スタッフは，子どもが表出した時にはなるべく「今，ここで」取り扱う姿勢を忘れてはいけない。このことは，ANに限らず児童精神科の入院治療全般において言えることである。

　こうした対応を続けながら，子どもが，強制栄養に伴う情緒的混乱を過ぎ，経鼻栄養を受け入れるようになったかどうかを，スタッフ間で協議して評価する。そして，受け入れるようになったと判断したら，心理教育の導入や発症前の状況の振り返りなど，精神医学的な治療を本格的に開始していく。また，体重が増加しても大きな動揺がないようであれば，経鼻栄養終了後の食事のしかたについて，スタッフ間で検討を始める。子どもにも「チューブを終了するためには，単に目標体重になるだけではなく，チューブを抜いた後も，コンディションを維持していくやり方の見通しが立っていることも必要なので，これから少しずつ『食事を摂って体重を維持していくための作戦会議』をしていこう」などと伝える。こうして，子どもとの共同作業が可能な治療関係の土台を揺るぎないものにすることが，その後の治療の鍵を握ることになる。

3）子どもが自分で食べると希望してきた時

　経鼻栄養をおこなっている時期に，子どもが「もう自分で食べたいからチューブを外してほしい」と希望してくることがある。治療者としては，子どもに懇願されると，子どもの意志を尊重してチャレンジさせてあげたい気持ちになるものだが，筆者はまず，子どもがどんな気持ちでいるのかを推測したうえで判断している。

　依然として，肥満恐怖やボディー・イメージの障害などの中核症状が強く，経鼻栄養を中止して食事を目の前にすれば，「以前と同じ状態」に逆戻りする，と推察される子どもに対しては，当然ながら経鼻栄養を継続する。また，「強制的に栄養を入れられるくらいなら，自分で食べる方がまし」と，気持ちの折り合いがつかないまま無理矢理食べようとしている，と推測される子どもについても，経鼻栄養は中止しない方が望ましい。なぜなら，食行動は改善しても肝心の内的作業が展開しにくくなることが多いためである。このように，多くの場合は，治療者が当初設定した体重を堅持する方が無難である。

　但し，内的な作業がある程度展開し，気持ちの折り合いがつきつつある子どもで，経鼻栄養を中止することが子どもとの共同作業を促進すると確信した場合には，目標体重前に終了することもある。その他，経鼻栄養をきっかけに，あっさりと拒食を手放すと判断した子ども（中核群ではないケースが多い）についても，早めに経鼻栄養を終了することがある。

4）経鼻栄養を終了する時

　主治医との面接や看護師とのかかわりを通して，子どもに，自ら食べてコンディションを維持していく準備が整ったかどうかを評価する。そして，前述の「作戦会議」を継続する中で，食事内容や食べ方の工夫などを一緒に考え，当面の方法について決定する。

　さらに，本人の希望を聞きながら，院内・院外外出などの目安となる体重についても設定する。この際，「外出しても安心な体重は，○○kgくらいかな」など，あくまでも目安であることを強調して伝え，「○○kgになっ

たら外出を許可するので，それをめざして頑張って食べよう」などと目的化することはしていない。

　子どもが自ら食べると決意したとしても，経鼻栄養を終了し，いざ食事を目の前にすると，ANの心性が再び頭をもたげ，体重減少に歯止めがかからなくなる場合がある。そのため，子どもには，経鼻栄養を再開する体重を伝えることにしている。その際は，前回よりも高い体重に設定し，治療の「仕切り直し」をいたずらに遅らせないようにしている。

9. 経鼻栄養終了後の治療・看護の要点

　子どもと本格的な共同作業が始まる時期であり，スタッフには，子どもが抱くさまざまな感情を汲みながら，子ども自らが前へ進むことを支持していく姿勢が求められる。子どもの当面の関心事は，食事や体重であるため，それらに関する訴えを受け止めつつ，心理教育の継続や，発症の背景にあるさまざまな課題への取り組み，生活スタイルの見直しなど，内的な作業についても治療・支援していくことになる。

　経鼻栄養終了直後は，いざ食事を目の前にすると，「自分で」食べることへの不安・抵抗から，食事量・体重が減少することが少なくない。そうした時，スタッフは「チューブから自動的に栄養が入るのと違って，自分で食べるってことは，あなたにとって大変なことだよね」などの言葉をかけ，「自ら食べて，体重が増えていく」ことへの不安・恐怖を汲みながら，当面は（経鼻栄養再開の体重までは）見守っていく。

　自ら食べ始めた時や，体重が増え始めた時には，「早く退院したい・治したい」気持ちと「体重が増えるのが怖い・元気になるのは困る」気持ちという相反する二つの気持ちの狭間で，葛藤を抱えながらも何とか前進しようとしている子どもの気持ちを推しはかり，言葉のかけ方にも工夫がいる。これ

は，経鼻栄養をしない子ども（type C）が，食事量を増やし，体重が回復しつつある時も同様である．例えば，「全部食べて偉かったね」「顔色がよくなってよかったね」「体調がよくなって嬉しいな」などの言葉がけは，一見スタッフとしては自然なように思える．しかし，子どもにとっては，片方の気持ち（退院したい・治したい）しか汲み取ってもらえず，もう片方の気持ち（体重が増えるのが怖い・元気になるのは困る）は汲んでもらえていないと感じるであろう．「体がふっくらしてきてよかったね」は論外として，こうした言葉がけは避けるのが無難である．筆者は，二つの気持ちのどちらの顔も立てるように心掛けている．例えば，子どもが「体重が増えた」と報告してきた時には（笑顔でも複雑そうな表情でも），「体重が戻りつつあるのは，からだや臓器にとっては好ましいことだけど，『太るのが怖い』という気持ちの方は大丈夫かな？　あまり飛ばしすぎないようにね」などと言葉をかけている．他方，「体重が増えるのはやっぱり心配」と訴えてきた時には，「確かに怖いよね．あんまり急がなくてもいいよ．でも，体重が増えるのは，太っているのではなく，生きていくのに必要な臓器が回復しているということだから，体の方も労わっていこうね」などと応じている．

　また，この時期に，食事量や食欲の増加に戸惑い，「過食症になってしまうのではないか」と不安が高まる子どもも少なくない．筆者は，摂食制限型で，過食・排出型，あるいは過食症には移行しそうにないと判断したケースには，「食欲を抑え込んできた反動で，一時的に食べたい衝動が高まる時期があるけれど，あなたの場合，凌いでいればそのうちに『普通の食事，普通の食欲』になるから大丈夫だよ」などと保証することもある．これは心理教育的な面接で，「食欲は本能だから，いつまでも抑え込めるものではなく，抑え込む時期が長ければ長いほど，限界になった時に，一気に食べたい衝動が襲ってきて過食症になることもあります．だから，本能はほどほどに満たしてあげないと，反動が大きくなって後で苦労することになると言われています」などと伝えることともリンクしている．

10. 仕上げの時期の治療・看護の要点

　食行動や体重の改善が軌道に乗り，拒食にまつわる精神医学的背景に関する作業もある程度展開したら，退院を視野に入れた取り組みを開始することになる。

　主治医は，面接で，体重へのこだわり，肥満恐怖，ボディ・イメージの障害など，ANの中核症状がどの程度改善しているか評価をおこなう。それぞれを子どもに数値化してもらうのも，フィードバックを兼ねた一つの方法である。

　また，外泊時の食事や家族との過ごし方などについて，子どもと作戦会議をおこない，親とも同様のテーマで面接を重ねていく。母親が食事や栄養に関して「不安が強い」，もしくは「無頓着な」場合には，栄養指導を数多く実施したり，参考として病棟の献立を提供することもある。こうして，親子それぞれに対して下ごしらえをしてから親子合同面接をおこない，外泊の目標等を話し合い，実践し，評価する，といった作業を何回か繰り返していく。

　自宅への外泊を繰り返しながら，退院後の社会生活の過ごし方について，子どもと作戦会議をすすめていく。学校への復帰を希望する子どももいれば，適応指導教室など学校以外の場の利用を希望する子どももいる。筆者は，「飛ばし過ぎず，長持ちするやり方を一緒に考えていこう」と作戦の原則を提案したうえで，具体的な過ごし方を検討している。もちろん，「当面は家庭でのんびりする」という結論に至る子どももいる。

　こうして退院後の生活の基本方針が定まったら，親面接や利用施設（原籍校の教師や適応指導教室のスタッフなど）とのケース会議をおこない，関係する支援者間で共有していく。そして，退院後の生活を視野に入れて長期外泊をおこない，食生活や体重の維持，家族との過ごし方，原籍校や適応指導教室などでの体験などについて評価していく。こうした長期外泊を複数回おこない，本人と家族が「何とかやっていけそう」と手ごたえを感じられるよう

になれば，退院が現実のものとなってくる。但し，こうした経過の中で，家庭生活や学校生活上の問題が顕在化し，食行動が改善しても入院治療を継続し，院内学級の利用を希望する子どももいる。その際には保護者の同意を得て，入院を「再契約」することになるが，その際には，任意入院への切り替えが原則となる。閉鎖ユニットと開放ユニットを併設している当院では，こうした子どもは，開放ユニットに移動して入院生活を継続することになる。

11. 再び外来治療へ

ANの治療において，入院治療はその一部にすぎない。子どもたちは，退院して現実の生活に戻り，入院前に抱えていたさまざまな課題に再び直面することになる。外来治療の中で，こうした課題をいかに乗り越えていくか「作戦会議」をおこなったり，「実践練習」の振り返りをしたりしながら，心理的に成長を重ね，時には行きつ戻りつしながら，長い年月をかけて「拒食行動」から自由になっていくのである。そして本人の中で，「ここに相談に来なくても何とかやっていけそう」という感覚が揺るぎないものとなった時，治療は終結を迎えることになる。

付録

児童精神科病棟における臨床で
獲得できる（身につけるべき）スキル

☐ 入院治療に関する精神保健福祉法に習熟し，子どもが理解できるように説明できる。
☐ 入院治療の適応を的確に判断し，適切に導入できる。
☐ 各疾患や状態像ごとの基本的な治療戦略について理解し実践できる。
☐ 症例に応じた入院治療の目標や治療プログラムを適切かつ柔軟に設定できる。
☐ 入院の各時期の（導入期，作業期，終結期）支援・治療や各スタッフの役割を理解し，チーム医療を実践できる。
☐ 病棟生活で起こるさまざまな事象に適切な介入ができる。限界設定の方法を理解し，実践できる。
☐ 主治医以外の患者とも治療的に関与できる。
☐ 集団療法の意義や技法を理解し，実践できる。
☐ 子どもの集団力動を理解し，適切に介入できる。
☐ 行動制限の技法とその治療的意義を理解し実践できる。
☐ 面会や外泊など，家族との交流を治療的に設定できる。
☐ 家族支援（親ガイダンス，保護者会の運営など）の技法を理解し，実践できる。
☐ 退院に向けた環境調整を適切におこなうことができる。
☐ 多職種との協働（チーム医療）や病棟のマネージメントがスムーズにできる。治療スタッフの分裂など，治療チームの力動を理解し，適切に対応できる。
☐ 子どもや親への関わり方，疾病や状態像に応じた対応の方法，クールダウンの方法，集団へ適切な介入の方法などについて，看護スタッフのスキルアップを支援できる。

□教育（院内学級および原籍校）と適切に連携できる。
□児童相談所，依頼元や退院後の受け入れ施設など，福祉機関と適切に連携できる。
□被虐待児の事情聴取の際の配慮など，警察や検察などの司法機関と適切に連携できる。

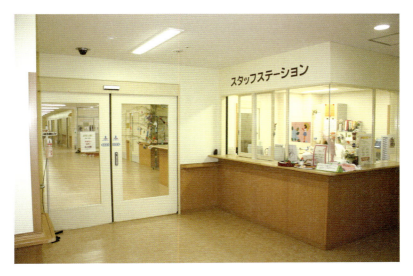

入り口からみたスタッフステーション

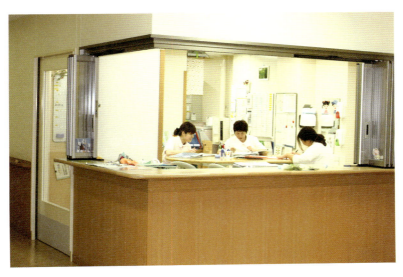

デイルームからスタッフステーション

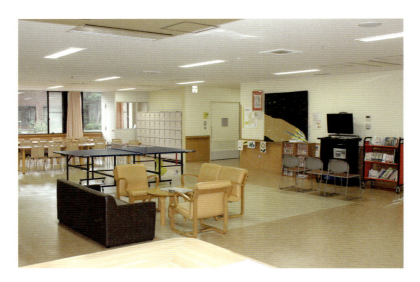

スタッフステーションから見たデイルーム

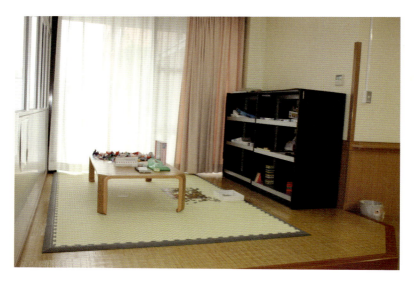

デイルーム横の畳コーナー

付録2

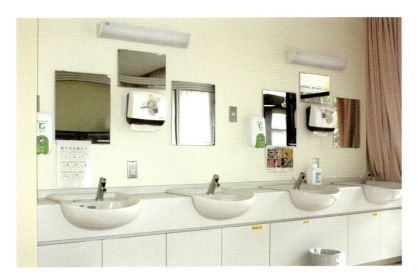

洗面コーナー

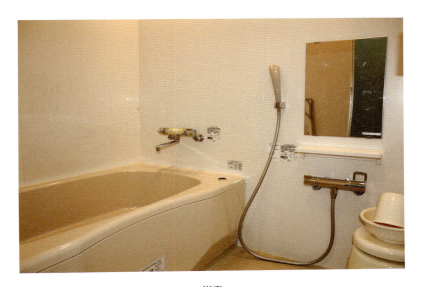

浴室

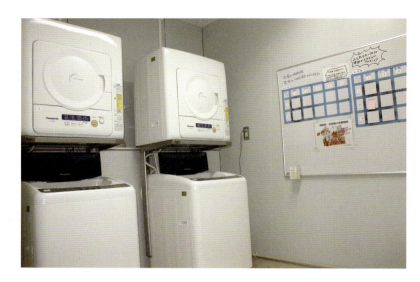

洗濯室

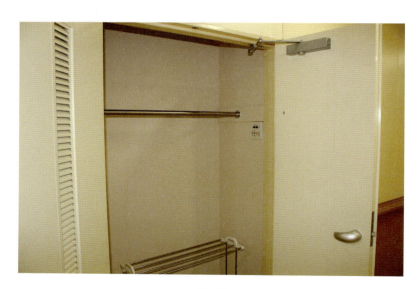

乾燥室

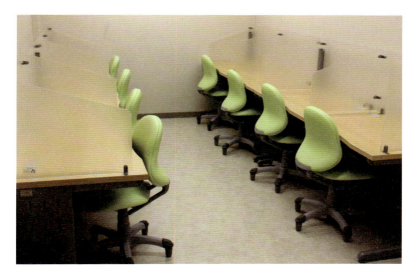

学習室

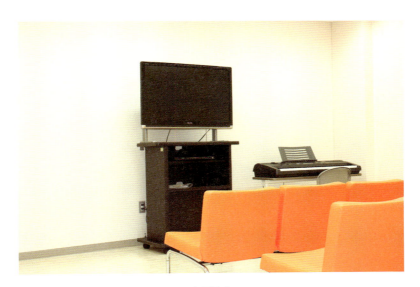

多目的室

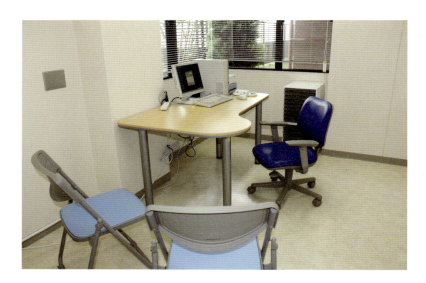

面接室

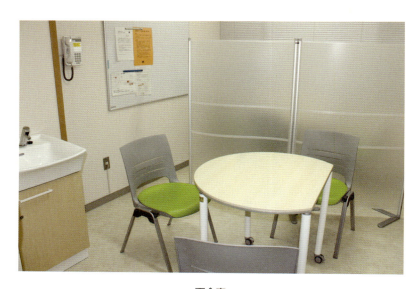

面会室

付録 2

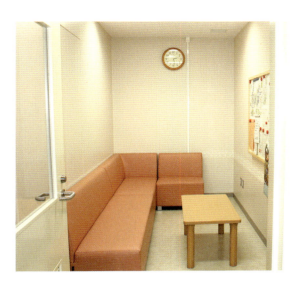

待合室

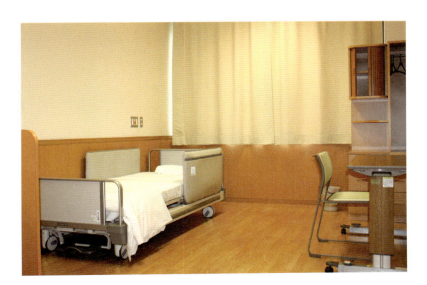

個室

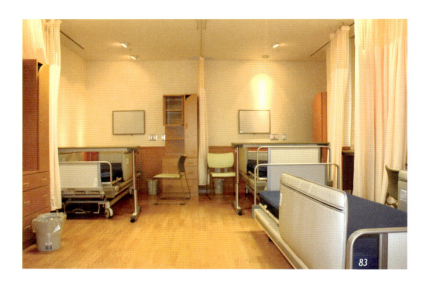

4床室

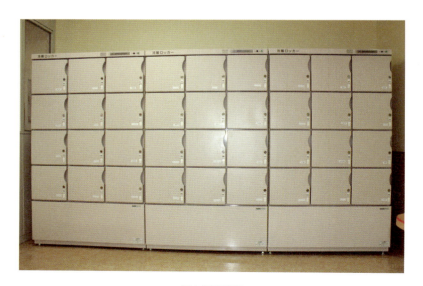

個人用冷蔵庫

静岡県立こども病院 児童精神科病棟のルールブック

1. テレビゲーム
①利用時間：午前9時～午後8時までです。
②食事中，レク中，『みんな de ミーティング』中や院内学級を休んでいる時は使用できません。
③ゲームソフトは病棟用のソフトのみです。個人のゲームソフトは使わないでください。
④お互いにゆずりあって使いましょう。
⑤ゲーム機械は大切に使用しましょう（壊れても，機械を修理したり新しく買うことはできません）。

2. プレイルーム（テレビ・DVD・キーボード）
①利用時間：午前6時～午後10時までです。
②テレビ番組が優先です。DVDを見ているときにテレビ番組を見たい人がいる時はゆずりましょう。
③音量は廊下や他の部屋に響かない程度にしましょう。
④DVDは病棟用の専用ケースにあります。見終わったら，ケースに戻しましょう。また，個人用のDVDは持ち込みができません。
⑤DVDを個人的に家に持って帰るのはやめましょう。
⑥テレビやDVDを見ながらゲームなどしないようにしましょう。
⑦キーボードを利用する時に他の人がいたらヘッドホンを使いましょう。

3. 学習室
①小学生は朝6時～午後9時まで利用できます。
②中学生は朝6時～午後10時まで利用できます。
③勉強をするお部屋です。静かに使用しましょう。
④学習室に飲み物は持ち込めますが，食べ物は持ち込めません。

4. 消灯時間

①午後9時には半消灯で一部の電気が消えますが，プレイルームでテレビ・DVDを見ることや話をすることはできます。ただしゲームをすることはできません。

②午後9時以降は，廊下やデイルーム，他室前での話はやめましょう（話がしたい人は午後10時までならプレイルームが使用できます。テレビを見ている人もいるので，声の大きさを考えましょう。看護師と直接話がしたい人は，廊下ではなく面接室も使用できます）。

③午後10時には全消灯です。それまでに洗面，歯みがきなどの寝る準備をすませましょう。消灯後はパジャマ姿でデイルームなどに出ないようにしましょう。

④全消灯後は室内灯は消しましょう（読書灯は午後12時までつけておくことはできます）。午後10時以降は，自分の部屋で静かに読書やゲームをすることはできますが，寝ている人もいるので，話をすることはやめましょう。

⑤「寝る前の薬」や「眠れない時の薬」を飲んだ後はベッドに入って休みましょう。

⑥みんなが休めるように，静かに過ごしましょう。

⑦夜中の12時には，部屋の明を消し，活動を終えて休むようにしましょう（明を消すと眠れない場合は看護師に相談してください）。

5. 他室訪問

静かにお部屋で過ごしたい人もいます。お互いのことを考えて，他室訪問はやめましょう（お部屋の前でのお話もやめましょう）。

6. 院内外出・外出・外泊

①院内外出：時間は午前6時〜午後6時30分までです。
院内外出は病院内（敷地内）のみです。病棟から出る時はノートに行く時間，場所，戻る時間を書いて，看護師に声をかけてから出かけましょう。院内

でも外来へは行けないことになっています。帰ってきたら、時間をノートに書いてください。

②外出：病院外に出る時には、外泊・外出票を書いてください。子どもたちだけで外出する場合は保護者の承諾が必要な場合があります。分からないことはスタッフに尋ねてください。

③院内外出や外出は院内学級、食事時間、レク、みんな de ミーティング以外の時間に出かけましょう。帰る時間が予定より遅れる場合は病棟に電話をしましょう。

④外泊：外泊する時には、外出・外泊票を書いてください（外出・外泊票は前日までに書くようにしましょう）。
主治医と保護者の承諾がある場合は、一人で外泊にでることができます。一人で外泊に出た場合は安全確認のため、外泊先に着いたら病棟に電話をお願いします（電話は家族の方からお願いします）。

⑤病棟の外から病棟に入る時は手洗いとうがいをしましょう。

⑥外出、外泊後は病棟に入る前に必ず待合室にて検温をして熱などがないか確認してから病棟に入ってもらいます。

7. 面会
①面会時間は昼 12 時〜午後 8 時です。
②面会は、面会室で行いましょう。個室の人は、お部屋で保護者（お父さん、お母さん）の面会ができます。

8. 入浴
①入浴は毎日できます。一人 30 分以内となっています。
②曜日によって、入浴できる時間が変わります。くわしくは入浴時間表に書いてあります。
③入浴の順番は入浴時間表に名前を書いて決めます。9 時 30 分に入浴時間表をスタッフステーションに出します。

④院内学級を利用していない人は午前の入浴，院内学級を利用している人は午後の入浴になります。午前と午後で時間の変更を希望する場合は看護師に声をかけてください。
⑤お湯の温度調節は自分でしましょう。
⑥後の人が気持ちよく使えるように心掛けましょう。浴室から出る時は，お湯を抜き，椅子や洗面器を片付け，髪の毛や泡などをシャワーで流し，浴室をきれいにしましょう。
⑦入浴する時は入り口の札を『入浴中』に，入浴後は『空いてます』にして，使っているかいないかが次の人に分かるようにしましょう。
⑧各自で足拭きマット（またはバスタオル）を準備しましょう。入浴後は浴室で十分に体を拭き，転んで怪我などをしないように注意しましょう。

9．ドライヤー
①ドライヤーは貸出し用が看護室にあります。必要な時に申し出てください。
②個人用のドライヤーの持ち込みは主治医の許可が必要になります。持って来る前に確認してください。

10．私物（持ち物）の管理
①持ち物には名前を書きましょう。
②持ち物の管理は自分でしましょう。管理できない物は家に持ち帰りましょう。
③貴重品や大切な物は個人用のキャビネットの鍵つきの引き出しに入れて，鍵をかけましょう。鍵は入院時にお渡しします。退院時にお返しください。

- お金はキャビネットの鍵つきの引き出しに入れ，必ず鍵をかけて自分で管理してください。
- お金の貸し借り，物をあげたりもらったりや売り買いはトラブルの原因にもなりますのでやめましょう。

④室外に持ち出して良い私物は，筆記用具，ぬいぐるみ，本，携帯用のゲーム機（DS，PSPなど）です。
⑤年齢制限のある携帯用のゲームソフトは持ち込まないようにしましょう。
⑥CDラジカセや音の出るものを使う時は室内でも室外でも音を小さくするか消しましょう。消灯後はヘッドホーンを使いましょう。
⑦ゲーム機は音を小さくするか，音を消して使用しましょう。消灯後は音を消しましょう。
⑧刃物類（ハサミ，カッター，爪切り，カミソリ，ペンチなど）など危険物となるものは病棟内へ持ち込みができません。必要な場合は看護室で預かります。使える時間は午前9時～午後5時までで，使う時は看護師に声をかけてください。

11．お部屋の片付け
①整理整頓を心がけましょう。
②毎週水曜日にシーツ交換があります。看護助手が行いますが，自分で行いたい人，看護師と一緒に行いたい人は声をかけてください。ベッドの上の荷物は片付けておきましょう。
③使わない物は外泊の時に持ち帰りましょう。
④片付けが大変な時は看護師に声をかけてください。お手伝いします。
⑤夜寝る前に，ごみ箱をお部屋の前に出しておきましょう（清掃の方が片付けてくれます）。

12．洗濯
①洗濯機と乾燥機の利用時間：午前6時～午後9時までです。午後9時までに終わるように時間を考えて使いましょう。
②洗濯機と乾燥機は無料ですが，洗剤は準備してください。
③洗濯機や乾燥機を使う時はホワイトボードに名前を書きましょう。使う前の予約はできません。洗濯機を使う時に名前を書き，洗濯機を使い始めた

ら乾燥機に名前を書くことができます。洗濯や乾燥が終わって時間がたってもそのままになっている場合に声をかけることがあります。
④洗濯物の乾燥には乾燥室も利用できます。午前7時〜午後9時までドアが開いています（その他の時間で乾燥室を利用したい場合は看護師に声をかけてください）。

13. 冷蔵庫
①病棟内に鍵付きの個人用の冷蔵庫があります。鍵をなくさないように使ってください。
②パック包装してあり，賞味期限のわかるものは個人用冷蔵庫で保存できます。賞味期限に気をつけましょう。食中毒予防のために生もの（ケーキ，生菓子，ハム，ソーセージ類，寿司，野菜サラダなど）は入れないでください。
③パントリーに冷凍庫がありますが，預けられる物はアイスクリームだけです。預ける場合は名前を書いて看護師に声をかけてください。
④瓶は病棟内に持ち込みができません。瓶の飲み物を購入した場合はパントリーで預かりますので看護師に声をかけてください。飲み終わったらスタッフステーションに持ってきてください。
⑤缶やペットボトルは衛生面から，空けたらできるだけ早く飲みきるようにしましょう。缶は部屋に置いたままにせず，空になったらスタッフステーションに持ってきてください。

14. 電話
①公衆電話はデイルームにあります。テレホンカード専用です。24時間使用できますが，急いで電話をかけなくてよい場合は午後10時までにし，消灯後はひかえましょう。
②ご家族から電話があった場合はお知らせします。自分の携帯電話や公衆電話から電話をかけてください。
③電話をかけている人がいたら，静かにしましょう。

④長い時間の電話はさけ，お互いにゆずり合いましょう。

15．携帯電話
①通話は，朝6時～午後6時30分までの間，当院出入り口のエレベーターホールの前の「携帯電話使用エリア」で使用可能です。
午後6時30分～朝6時までの間で，急いで連絡が必要な場合は，公衆電話ボックス内での通話も可能ですが，10分～15分以内にしましょう。
②病棟内では，自分の部屋でメールのみ使用できます。メールの時間は朝6時～夜12時までです。デイルームなどお部屋以外の場所には持ち出さないようにしましょう。携帯電話は通話・メール機能以外は使用できません（カメラ・TVなどの使用はできません）。

16．カメラの持ち込み・撮影
写真に写りたい人と写りたくない人がいます。プライバシーを守るためにカメラの持ち込みと撮影はやめましょう。

17．スタッフステーションでの対応
①スタッフステーションには大切な物や書類があります。皆様の安全や情報を守るためにスタッフステーションに入ることはできません。
②用事がある時はカウンターで声をかけてください。扉が閉まっている時は扉をノックしてさい。看護師が外に出て話をききます。

新訂増補版　あとがき

　児童精神科の，しかも入院治療という，読者が極めて限られる領域の本である拙著に，再版の機会が訪れようとは，執筆した当時は夢にも思っていなかった。
　子どもの入院治療に携わって，はや30年近くの歳月が流れた。還暦が視野に入ってきた頃から，次の世代にいかにうまくバトンを渡していけるか，そのために何ができるかを意識しながら院内外の仕事をおこなってきたつもりである。そういう意味では，現在入院治療に携わっているすべての職種の方々，そして今後この領域を志す方々の少しでもお役に立てればという思いが，新訂増補版の執筆という，やや気の重い仕事の腰を上げる後押しをしてくれたのだと思う。
　このような機会を与えてくださった，金剛出版の立石正信社長，担当の中村奈々氏に，感謝の意を表したい。また，表紙に，筆者が敬愛してやまない静岡市出身の版画家，海野光弘氏が高校生時代に製作した連作「かえる」の1枚を掲載することを快諾していただいた，奥様である海野花告枝氏に深謝したい。筆者は，本作品を研究室の壁に掛け，丘の上から街を俯瞰している蛙の姿に，マネージャーの，あるいは臨床家のあるべき姿を重ね合わせながら日々の仕事に臨んでいる。
　最後に，さまざまな形で執筆の支援してくださった全ての方々に，こころからお礼を申し上げたい。

初版　あとがき

　筆者が児童精神科臨床の研修を受けようと決意したのは，精神科医になって4年目の夏，1人の不登校の少女とそのお母さんとの出会いがきっかけであった。それまで筆者は，大学病院での初期研修，東北地方の一地方都市の総合病院精神科を経て，民間の精神科病院で女子閉鎖病棟の病棟医として勤務しており，いっぱしの general psychiatrist（一通りの精神疾患は診れる精神科医，の意）のつもりでいた。今にして思えば，小学校5年生のその少女は，過剰適応的な心性が優勢で，何事にも頑張って学校生活に適応してきたのだろう。しかし，前思春期になり，学業や友人関係で次第に行き詰まり，腹痛を訴えて不登校となり，不登校後は軽度の退行と分離不安を呈していた，と理解するのが妥当と思われる。だが，当時の筆者にはうまく見立てができず，成人の精神科臨床の知識からは治療や支援の方法がまったく思い浮かばず，戸惑うばかりであった。筆者が勤務していた病院は，いわゆる伝統のある有名な精神科病院であり，不登校の子どもが受診するような病院ではなかったので，それにもかかわらず子どもを受診させたお母さんに「どうしてお子さんをこの病院に受診させようと思ったのですか？」と聞いてみた。すると，お母さんは即座に「この子が学校に行けないのは，精神的な問題だと思いました。精神的な問題ならこの病院が一番有名なので，診てもらおうと考えました」と答えられたのである。その言葉に，子どもも診れずに general psychiatrist 気取りでいた自

らの不明を恥じ，その夜，近い将来に児童精神科の臨床研修を受けようと決意したのであった。そして翌年4月から，国立精神・神経センター（現国立国際医学研究センター）国府台病院児童精神科にレジデントとして勤務することとなり，児童精神科医としての研修がスタートした。まさに24時間365日児童精神科の臨床に明け暮れる生活の始まりであった。当初は，国府台病院で2～3年間研修し，その後は「子どもも少しは診れる精神科医」として生きていこうと思っていたのだが，翌年からは常勤医として計8年余り国府台病院に勤務することになった。そしてその後，静岡県立こころの医療センターでの児童精神科病棟の立ち上げ，さらには県立病院の再編に伴う静岡県立こども病院「こどもと家族のこころの診療センター」の開設と，二十余年にわたって子どもの入院治療に携わり続けることになろうとは，研修を始めた当時はまったく想像していないことであった。

　筆者は，児童精神科に携わる臨床家として，自分が学んできたこと，経験してきたこと，考えてきたことをまとめ，入院治療の実践に少しでも役立つ本をいつか執筆してみたいと思っていた。この度，金剛出版からお話があり，児童精神科の入院治療を約20年続けてきたひとつの区切りとして執筆させていただくことにした。本書が，医療に限らず，子どもに寄り添う仕事に従事されている方々にとって，子どもや家族を支える上で少しでもお役に立つことができれば，筆者としては望外の喜びである。

2010年盛夏

山　崎　　透

参考図書および文献

1) 齊藤万比古:児童精神科における入院治療.児童青年精神医学とその近接領域,46(3);231-240,2005
2) 齊藤万比古:登校拒否の入院治療.精神科治療学6:1141 - 1148,1991
3) 全国児童青年精神科医療施設協議会　報告集 No.45,2016
4) 成田善弘(編):青年期患者の入院治療,金剛出版,1991
5) 日本小児心身医学会(編):小児心身医学会ガイドライン集改訂第2版日常診療に活かす5つのガイドライン,南江堂,2015
6) 藤原豪、小倉清(編):児童精神科臨床4［入院治療2］.星和書店,1982
7) 若林慎一郎、山崎晃資(編):児童精神科臨床3［入院治療1］.星和書店,1982

山崎 透	1986年 山形大学医学部卒業
	同　　　山形大学医学部精神医学教室
	同10月　南陽市立総合病院精神科
	1988年 二本松会山形病院
	1990年 国立精神・神経センター 国府台病院 児童精神科
	1998年 静岡県立こころの医療センター
	2008年 静岡県立こども病院 こどもと家族のこころの診療センター
現職	地方独立行政法人　静岡県立病院機構
	静岡県立こども病院　こころの診療センター長
資格	医学博士，精神保健指定医，日本精神神経学会　専門医，
	日本児童青年精神医学会　評議員・認定医，子どものこころ専門医，
	全国児童青年精神科医療施設協議会　代表
著書	「児童青年精神医学」(共著) 金剛出版，「子どもの心の診療入門」(共著) 中山書店，「子どもの精神医学」(共著) 金芳堂，「不登校対応ガイドブック」(共著) 中山書店，「こどものうつハンドブック」(共著) 診断と治療社，「精神科看護エクスペール：思春期・青年期の精神看護」(共著) 中山書店，「不登校と適応障害」(共著) 岩崎学術出版社　　他
訳書	フィフナー「こうすればうまくいく ADHD をもつ子の学校生活」(共監訳)，中央法規，ハワース「ある少年の心の治療」(共訳) 金剛出版

新訂増補

児童精神科の入院治療
抱えること，育てること

2018年10月10日　印刷
2018年10月20日　発行

　著　者　山崎　透
　発行者　立石　正信

　印刷・製本　音羽印刷
　装画　海野光弘／装丁　臼井新太郎

　発行所　株式会社 金剛出版
　　　　　〒112-0005　東京都文京区水道1-5-16
　　　　　電話 03-3815-6661
　振　替　00120-6-34848

ISBN 978-4-7724-1656-6 C3011　　Printed in Japan©2018

[増補] 不登校の児童・思春期精神医学

[著]=齊藤万比古

●A5判 ●並製 ●292頁 ●定価 **3,500**円+税
● ISBN978-4-7724-1523-1 C3011

不登校と思春期心性には深い関わりがある。
初版刊行から10年
新たに改訂増補版として3章を追加し
現在の不登校事情を明らかにする。

不登校の子どもの心とつながる
支援者のための「十二の技」

[著]=吉井健治

●A5判 ●並製 ●226頁 ●定価 **3,200**円+税
● ISBN978-4-7724-1547-7 C3011

「十二の技」で受けとめ支える
不登校の子どものこころ。
ベテラン心理臨床家の「接し方」
そのかんどころを味わう。

[新訂増補] 母子臨床と世代間伝達

[著]=渡辺久子

●A5判 ●並製 ●288頁 ●定価 **3,400**円+税
● ISBN978-4-7724-1511-8 C3011

子育て支援実践の理論的基盤を明らかにし、
「世代間伝達」という
母子臨床における重要概念を確立した
名著の増補決定版である。

児童青年精神医学セミナー［I］

［監修］＝日本児童青年精神医学会

●A5判 ●上製 ●240頁 ●定価 **3,600**円＋税
● ISBN978-4-7724-1104-2 C3011

日本児童青年精神医学会で行われた
13編の「教育講演」をまとめたものである。
さまざまな立場から
児童精神科の「いま」が見える1冊。

子どもの怒りに対する認知行動療法ワークブック

［著］＝デニス・G・スコドルスキー ローレンス・スケイヒル
［監修］＝大野裕 ［訳］＝坂戸美和子 田村法子

●B5判 ●並製 ●230頁 ●定価 **3,000**円＋税
● ISBN978-4-7724-1439-5 C3011

10の治療セッションに沿って
感情調節，問題解決，ソーシャルスキルを学んでいけるよう構成された
「キレる」子どもに対する治療プログラム。

子どもの心の問題支援ガイド

教育現場に活かす認知行動療法

［編］＝ローズマリー・B・メヌッティ レイ・W・クリストナー アーサー・フリーマン
［監訳］＝石川信一 佐藤正二 武藤崇

●B5判 ●並製 ●274頁 ●定価 **3,400**円＋税
● ISBN978-4-7724-1630-6 C3011

君臨するスーパーヴィジョンが
本来の意義を回復するための
「創造的スーパーヴィジョン論」。

私説 児童精神医学史
子どもの未来に希望はあるか

［著］=清水將之

●A5判 ●上製 ●180頁 ●定価 **3,800**円+税
● ISBN978-4-7724-1610-8 C3011

「子ども観」は時代とともにさまざまに移ろい，
不登校やひきこもり，発達障碍という枠組みも
社会変容に沿って新たに捉え直されなければならない。
児童精神医学の泰斗による論集。

子どもの虐待とネグレクト
診断・治療とそのエビデンス

［編］=キャロル・ジェニー　［監訳］=一般社団法人 日本子ども虐待医学会
溝口史剛　白石裕子　小穴慎二

●B5判 ●上製 ●1128頁 ●定価 **42,000**円+税
● ISBN978-4-7724-1598-9 C3011

本書は子どもの虐待・ネグレクトにつき，
疫学・面接法・診断・治療など8つのセクションに分け，
包括的にエビデンスを示している。

やさしいみんなの ペアレント・トレーニング入門
ACTの育児支援ガイド

［著］=リサ・W・コイン　アミー・R・マレル　［監訳］=谷晋二

●A5判 ●並製 ●330頁 ●定価 **3,400**円+税
● ISBN978-4-7724-1398-5 C3011

ACTとマインドフルネスで
子どもといっしょに楽になる
ペアレント・トレーニングガイド。